AF295859

EXAMEN

DE QUELQUES NOUVEAUX PROCÉDÉS OPÉRATOIRES

POUR LE TRAITEMENT

DES FISTULES VÉSICO-VAGINALES

(Méthode américaine).

EXAMEN

DE QUELQUES

NOUVEAUX PROCÉDÉS OPÉRATOIRES

POUR LE TRAITEMENT

DES

FISTULES VÉSICO-VAGINALES

(**Méthode américaine**),

PAR

E. FOLLIN,

Professeur agrégé à la Faculté de Médecine de Paris,
Chirurgien des Hôpitaux,
Membre de la Société de Chirurgie, de la Société de Biologie,
et de la Société Anatomique.

PARIS.

LABÉ, ÉDITEUR, LIBRAIRE DE LA FACULTÉ DE MÉDECINE,
place de l'École-de-Médecine.

1860

Quelques personnes m'ont engagé à compléter et à publier à part un travail sur les fistules vésico-vaginales, que j'ai récemment inséré dans les *Archives de médecine* (avril et mai 1860) : telle a été l'origine de cet opuscule. Après avoir constaté combien la *méthode américaine* pour le traitement de ces fistules était peu connue dans ses détails opératoires et dans ses résultats, je me suis facilement décidé à développer sur quelques points un article qui d'abord ne devait pas dépasser les limites d'une revue. Le travail que je livre aujourd'hui au public n'est donc pas la simple reproduction de ce qui a d'abord paru dans les *Archives de médecine.* J'ai cru devoir le compléter par quelques détails opératoires nouveaux ; j'ai développé certains points qui me paraissaient exposés d'une façon trop concise ; enfin j'ai ajouté au texte primitif l'analyse d'un très-grand nombre d'observations de fistules vésico-vaginales traitées et guéries par la *méthode américaine.* Un simple coup d'œil jeté sur cette dernière addition à mon premier travail montrera sans doute qu'il ne s'agit pas ici de succès rares et fortuits, mais de guérisons très-nombreuses obtenues par l'application régulière d'une méthode opératoire dont les principes sont bien définis. J'aurais pu ajouter à la statistique que je publie beaucoup d'autres faits disséminés çà et là dans la presse anglo-américaine ; mais ces faits n'auraient rien appris de plus au lecteur, suffisamment édifié, je crois, par ceux qui lui seront soumis. D'ailleurs j'aime à penser que bientôt nous n'aurons plus besoin d'aller chercher ces nombreux succès en Amérique ou en Angleterre ; car les fistules vésico-vaginales opérées et guéries à Paris par M. Bozeman, par mon excellent ami M. Verneuil', et par moi, sont là pour prouver que l'avenir de la *méthode américaine* est assuré aussi bien en France qu'à l'étranger.

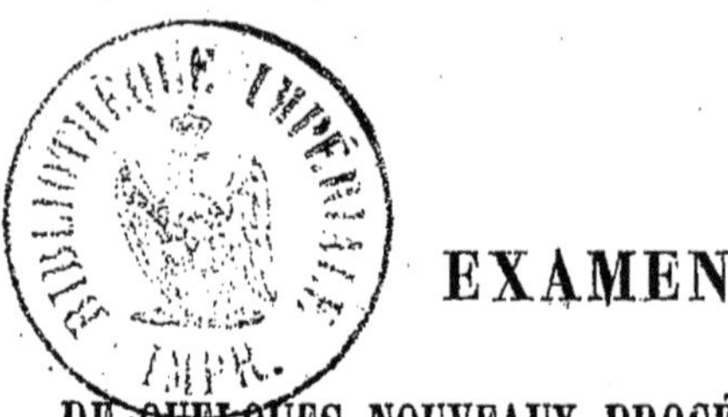

EXAMEN

DE QUELQUES NOUVEAUX PROCÉDÉS OPÉRATOIRES

POUR LE TRAITEMENT

DES FISTULES VÉSICO-VAGINALES

(Méthode américaine).

J'ai pour but, dans ce travail, d'appeler l'attention sur quelques perfectionnements remarquables apportés par la chirurgie américaine à la thérapeutique des fistules vésico-vaginales. Il y a là un progrès opératoire fondé sur les indications les plus rationnelles, et dont il faut se hâter de faire connaître les résultats brillants. Du reste on jugera de suite de l'importance de ces résultats en disant qu'un chirurgien distingué de Londres, M. Baker-Brown, a, par l'application régulière de la nouvelle méthode, guéri, en l'espace de quatre années, 25 fistules vésico-vaginales sur 28 qu'il a opérées. Ce que j'ai pu voir ici confirme pleinement les renseignements qui nous viennent d'Amérique et d'Angleterre, et ne peut qu'accroître la valeur qu'on doit accorder à ces modifications opératoires dans le traitement des fistules vésico-vaginales.

La guérison de ces fistules était, il y a une vingtaine d'années à peine, considérée comme un fait exceptionnel, dans lequel le hasard tenait plus de place que l'habileté du chirurgien; on trouvait d'insurmontables difficultés dans l'avivement et dans la suture d'une perforation située au fond d'une cavité muqueuse, et sur laquelle les instruments semblaient devoir n'avoir jamais aucune prise. Cependant ces difficultés n'arrêtèrent pas un certain nombre de chirurgiens français, qui publièrent, sur ce point de médecine opératoire, des travaux dignes d'éloges. Les noms de Lallemand, de Leroy d'Étiolles, de Laugier, de Velpeau, de Gerdy, resteront toujours attachés à ces premières études; mais c'est M. Jobert de Lamballe qui, depuis plusieurs années, s'applique avec le plus d'ardeur au traitement de ces fistules, et son habileté a mis hors de doute la possibilité de guérir ces tristes infirmités.

La pratique du professeur Jobert compte même un bon nombre de succès certains et durables dans des cas fort graves ; mais, à côté de ces succès, on trouve assez de revers pour laisser dans l'esprit de quelques chirurgiens éminents une impression peu favorable à la thérapeutique de la fistule vésico-vaginale.

Aujourd'hui, devant les perfectionnements apportés par la chirurgie américaine au traitement de ces fistules, cette fâcheuse impression doit se dissiper ; car nous approchons du moment où cette opération pourra être abordée par tous les chirurgiens avec de très- grandes chances de réussite, et ne comptera plus seulement des succès exceptionnels.

Il est inutile d'insister sur les procédés qu'emploie maintenant M. Jobert de Lamballe, car ils ont été longuement et souvent décrits. On sait que cet habile chirurgien, après avoir tenté d'emprunter à la grande lèvre un lambeau pour boucher la perforation vésicale, a promptement abandonné cette méthode, et n'a plus recours maintenant qu'à celle qu'il désigne sous le nom d'*autoplastie par glissement*. Cette dernière méthode de cystoplastie est basée sur une disposition anatomique importante à rappeler ; c'est l'existence entre le péritoine et l'insertion du vagin sur le col de l'utérus d'un espace assez considérable, qui peut être facilement décollé par le bistouri. Ce décollement donne une grande laxité aux parties, permet un rapprochement plus facile des bords de la fistule, et favorise ainsi l'application des sutures. M. Jobert de Lamballe en a fait un des temps les plus importants de ses procédés cystoplastiques, dans lesquels il met aussi en usage la suture avec d'assez gros fils de soie introduits successivement du vagin dans la vessie, et de la vessie dans le vagin.

Mais je passe rapidement sur des faits qui sont bien connus en France, car j'ai hâte de constater le progrès que la chirurgie américaine a imprimé à cette partie de la médecine opératoire, et dont les résultats se font déjà sentir parmi nous.

Je devais, il y a quelque temps déjà, soumettre à un examen critique la nouvelle méthode pour la cure de la fistule vésico-vaginale, méthode à laquelle on se plaît trop à rattacher le nom de M. Bozeman ; mais alors je l'eusse fait avec la seule autorité des récits recueillis dans la presse anglo-américaine, et confirmés par le succès que M. Bozeman a obtenu sur une femme opérée il y a quelques mois, par lui, à l'hôtel-Dieu de Paris. Aujourd'hui il m'est permis, de plus, d'invoquer mon expérience personnelle ; car j'ai pu guérir en quelques jours, par l'un des procédés qu'on peut comprendre sous le titre général de *méthode américaine*, une malade atteinte d'une large fistule vésico-vaginale, et qui déjà, quelques années auparavant, avait subi sans succès l'opération de la cystoplastie par glissement. Je donnerai plus loin cette observation intéressante, dans laquelle le procédé de M. Bozeman a été rigoureusement suivi. A l'époque où ce fait a été recueilli par moi, c'était le seul succès a enregistrer en France, après celui obtenu par M. Bozeman lui-même ; des circonstances indépendantes de ma volonté m'ont seules empêché de le publier plus tôt. Je le rapprocherai d'un autre cas de guérison de fistule vésico-vaginale, instructif à plus d'un point de vue, car l'application régulière des sondes et la galvano-caustique y ont joué un rôle important. Enfin, par l'examen de ces faits et d'un certain nombre d'autres, nous arriverons peut-être à poser les règles d'une thérapeutique rationnelle des fistules vésico-vaginales aux diverses époques de leur développement.

I.

L'historique des nouveaux procédés pour la cure de la fistule vésico-vaginale est certainement un des points les plus épineux de cette étude ; on se heurte à chaque instant contre des prétentions rivales, et il est vraiment difficile d'assigner à chacun la part qu'il a prise à la solution de ce problème. Les procédés que je vais faire connaître dans cet article, et qui ont déjà donné de si beaux succès, ne sont pas sortis en entier de l'esprit du même chirurgien ; ils se sont établis peu à peu, chacun a apporté sa pierre à l'édifice, et il y aurait injustice flagrante à couvrir du seul nom de M. Bozeman cet ensemble de modifications opératoires : il me paraît plus convenable de les désigner sous le nom général de *méthode américaine*, et de montrer ensuite, chemin faisant, la part qui revient à chacun dans cette partie de la thérapeutique chirurgicale.

M. Verneuil, dans une série d'articles remarquables, insérés dans la *Gazette hebdomadaire* (1), a commencé ce travail de révision histo-

---

(1) *Des Perfectionnements apportés à l'opération de la fistule vésico-vaginale par la chirurgie américaine* (*Gazette hebdomadaire*, janvier et février 1859).

rique, que nous n'essayerons pas de refaire après lui. Il constate que
M. Hayward, de Boston (1), est le premier entré dans cette voie heureuse
des modifications apportées au traitement de la fistule vésico-vaginale ;
mais il est possible, je crois, de remonter un peu plus haut. Ainsi il
paraît établi que M. Mettauer, de Virginie (2), opérait déjà en 1830 la fistule vésico-vaginale en faisant usage de fils de plomb passés à travers la
cloison vésico-vaginale, à une distance d'un pouce des bords avivés de
la fistule ; on tordait ces fils jusqu'à réunion de la solution de continuité ; puis on les serrait de nouveau le troisième jour, et on les enlevait
le dixième. Mais il faut ajouter de suite que M. Mettauer n'a publié son
opération qu'en 1847, et quant à la priorité de l'emploi des sutures métalliques dans ce cas, elle est ainsi acquise à un chirurgien de Londres,
M. Gosset (3), qui, dès 1834, opérait et guérissait, à l'aide de la suture
métallique, une fistule vésico-vaginale d'une assez grande dimension.
Il est bien entendu qu'il n'y a de neuf ici que l'application des sutures
métalliques aux fistules vésico-vaginales, car depuis l'antiquité on
avait assez souvent recommandé l'emploi des fils de métal pour d'autres
usages chirurgicaux. On n'a point oublié ces agrafes (*fibula*) dont par-
lent Galien et Celse en divers passages, et qui servaient à la réunion des
plaies. Guy de Chauliac, Fallope et Fabrice d'Aquapendente surtout,
ont cherché à donner une explication de cette *suture en agrafe*, qui,
comme la *suture en bouton* de M. Bozeman, avait sans doute trouvé son
origine dans un certain mode de fermeture des vêtements. Mais, sans
insister sur ce point d'histoire de la chirurgie, nous allons reproduire
les principaux détails de l'observation intéressante de M. Gosset.

Cette fistule qui avait succédé à un accouchement était compliquée de
calcul urinaire. La malade, âgée de 45 ans, avait cessé d'être réglée depuis douze mois ; elle se plaignait de perdre ses urines par le vagin depuis sept ans et demi, et depuis plus d'une année elle accusait, outre
l'écoulement de l'urine, une vive douleur dans les lombes, dans la vessie, et un sentiment de pesanteur dans le bas-ventre.

M. Gosset, après avoir reconnu un calcul vésical, agrandit l'ouver-

---

(1) *American journal,* 1839, t. XXIV, p. 283 ; *Boston medical and surgical journal,* avril 1851.

(2) *Virginia medical and surgical journal.*

(3) *The Lancet,* 29 novembre 1834.

ture fistuleuse par une incision , saisit la pierre, qui se brisa sous les mors de la pince, et débarrassa d'abord la malade de ce calcul.

Trois à quatre mois après, il s'occupa de guérir la fistule. Voici comment il raconte l'opération : on plaça la malade sur une table solide et d'une hauteur convenable; on la fit s'appuyer *sur les coudes et sur les genoux*, et on dilata les parties de façon à mettre au jour l'orifice fistuleux, qui était situé immédiatement au-dessous du col de la vessie. L'opérateur saisit avec un crochet la partie supérieure du bord épaissi de la fistule et aviva elliptiquement cette dernière; il fit usage d'aiguilles très-fines pour passer les fils, et appliqua trois points de suture. *Ces fils étaient en argent doré et assez fins :* on les enleva successivement le neuvième, puis le douzième jour, et enfin au bout de trois semaines. La malade fut tenue au lit, couchée sur la face, et avec un cathéter de gomme élastique dans la vessie.

Mais, sans méconnaître les services rendus par MM. Mettauer et Gosset, sans oublier la méthode particulière de M. Pancoast (1), il est juste de constater que M. Hayward, de Boston, a introduit un principe nouveau dans le mode opératoire; il a agi avec une conscience parfaite des indications à remplir, et son procédé marque un incontestable progrès sur ce qui était fait avant lui. Il a été suivi, dans cette voie heureuse, par quelques-uns de ses compatriotes : MM. Marion-Sims (2), Bozeman (3), Kollock (4), Atlee (5), et, en Angleterre, par M. Baker-Brown (6) et M. Simpson (7). Les noms de ces chirurgiens reviendront plus d'une

---

(1) *Medical examiner,* mai 1847.

(2) *On the treatment of vesico-vaginal fistula (American journal,* 1852, 2e série, vol. XXIII, p. 59); *Silver sutures in surgery (The anniversary discourse before the New-York Academy of medicine,* 1858).

(3) *Remarks on vesico-vaginal fistule with an account of a new mode of suture and seven successful operations (Louisville review* for may 1856); *Urethro-vaginal and vesico-vaginal fistules : Remarks upon their peculiarities and complications (North American med.-chir. review* for july and nov. 1857).

(4) *The history and treatment of vesico-vaginal fistula; a report read before the medical Society of the State of Georgia,* août 1857.

(5) *Case of successful operation for vesico-vaginal fistula (The American journal,* janvier 1860, p. 67).

(6) *On vesico-vaginal fistula and its successful treatment, illustrated by eleven cases;* London, 1858. *On vesico-vaginal fistula, illustrating a new mode of operation (The Lancet,* 1859).

(7) *Clinical lectures on the diseases of women; On vesico-vaginal fistula (The Lancet,* janvier 1859).

fois dans ces articles, et nous montrerons ainsi la part due à chacun d'eux dans cette difficile question de thérapeutique.

II.

L'opération des fistules vésico-vaginales comprend deux temps principaux, en apparence assez simples : 1° *l'avivement des bords de la fistule,* 2° *la réunion de cette solution de continuité.* Mais, pour arriver facilement et sûrement à ce but, il faut un ensemble de précautions minutieuses, dont l'oubli n'est pas sans danger. La pratique chirurgicale est souvent comme la nature, on doit l'admirer *in minimis;* aussi les procédés américains se recommandent-ils par un nombre assez grand de petites précautions heureusement combinées. Cela suffira pour justifier les détails dans lesquels nous allons entrer.

A. Avant de pratiquer l'avivement d'une fistule vésico-vaginale, il faut examiner la malade dans une position qui rende faciles le jeu des instruments et l'application des sutures. En France, la pratique de M. Jobert a fait adopter la position des malades sur le dos, comme on les place pour l'opération de la taille; en Angleterre, M. Baker-Brown agit de même. Au contraire, MM. Marion-Sims, Bozeman, Simpson, et autres, pensent que la position dans laquelle la malade s'appuie sur les genoux et sur les coudes est de beaucoup préférable à la position sur le dos. M. Marion-Sims recommande aussi, dans quelques cas, d'opérer la malade couchée sur le côté.

Déjà, à une époque de beaucoup antérieure aux récents travaux des chirurgiens américains, on avait proposé et même mis en usage la position que nous venons d'indiquer, et que nous nommerons le décubitus antérieur. M. Verneuil, dans les articles déjà cités plus haut, a rappelé que, dès 1817, Schreger avait guéri une fistule vésico-vaginale après une opération dans laquelle la malade s'était tenue agenouillée sur le bord du lit, le haut du corps appuyé sur un matelas roulé, et les cuisses fortement écartées l'une de l'autre. Mais on trouve déjà dans un livre de Levret (1) l'indication très-précise de ce décubitus antérieur : « Pour

---

(1) *L'Art des accouchements,* 3ᵉ édition, p. 192 ; Paris, 1776.

faire commodément cette opération, dit-il, il faut situer la malade sur les coudes et sur les genoux, lui mettre un gros oreiller sous le ventre, et opérer par derrière elle.» Levret conseillait de faire la scarification des bords de la fistule. Roux donna aussi à une de ses opérées la même position que M. Velpeau recommandait en 1839, après plusieurs essais sur le cadavre.

Les nombreux examens que j'ai faits récemment sur quatre malades atteintes de fistules vésico-vaginales m'ont pleinement convaincu de la supériorité de cette position sur celle où la malade est couchée sur le dos, et je n'hésite pas à la conseiller d'abord dans tous les cas. Mais l'exploration du vagin est surtout rendue facile par l'application d'un spéculum métallique en gouttière, qui sert en même temps à écarter l'une de l'autre les parois du vagin et à projeter de la lumière sur l'orifice de la fistule.

M. Marion-Sims a parlé le premier de ce spéculum, que M. Bozeman a modifié ensuite, et qui vient encore de subir quelques changements dans les mains de MM. Charrière et Mathieu. Celui que nous représentons ici, fig. 1, a été construit par M. Charrière et est d'un emploi

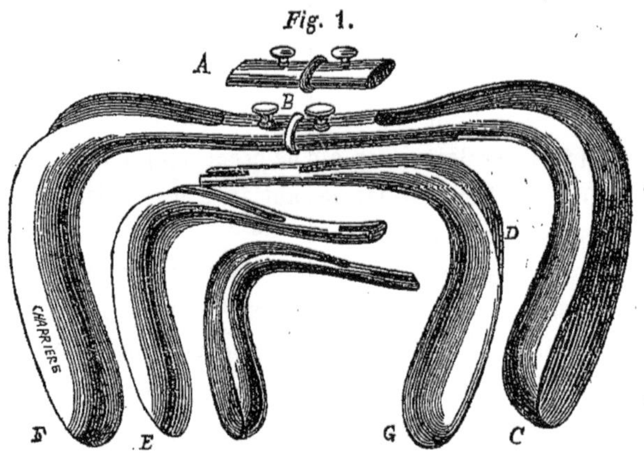

très-commode; il se compose d'une gouttière métallique convexe en un point, plus large à son extrémité terminée en cul-de-sac qu'au voisinage de son manche. Dans le spéculum de M. Marion-Sims, le manche est une tige recourbée en crochet; dans celui de M. Bozeman, au lieu d'un crochet, c'est une gouttière métallique d'un calibre différent de l'autre, et servant à son tour de spéculum. M. Charrière a modifié le spéculum de M. Bozeman, comme il est représenté ci-dessus. A l'aide d'une petite pièce, A, munie de deux tenons et de deux vis, on peut tour à tour articuler en B les gouttières C, D, E, F, G, qui sont autant de spéculums pour les différents cas qui peuvent se présenter.

Quand on fait usage de ce spéculum, on place sur le bord d'un lit, devant une fenêtre claire, la malade à opérer ; elle s'appuie sur les coudes et les genoux ; ses fesses sont élevées et sa tête abaissée ; on écarte les genoux et on fléchit les cuisses. De chaque côté, des aides tirent en dehors les grandes lèvres ; pendant ce temps, le chirurgien prend le spéculum, chauffé et recouvert d'huile, pour le porter dans le vagin, la gouttière regardant en bas. L'aide qui est placé à la droite de la malade, et qui de la main gauche écarte la grande lèvre, soutient de la main droite le manche de l'instrument comme relevé, de façon à accrocher la concavité du sacrum. En s'appuyant légèrement sur les lombes de la malade, l'aide peut tenir longtemps le spéculum en place, et, en l'inclinant un peu vers le point d'où viennent les rayons lumineux, il doit éclairer très-largement toute la cavité du vagin.

Ce mode d'exploration du vagin est des plus favorables, et je crois qu'il doit s'étendre au delà des cas pour lesquels il paraît réservé aujourd'hui. Il met en lumière les parties à opérer, et facilite considérablement les manœuvres, car on agit presque à ciel ouvert et sans être encombré par les nombreux instruments destinés à dilater le vagin en bas et en dehors, ou à abaisser l'utérus et la fistule. J'ai trop bien gardé le souvenir des embarras que m'ont si souvent causés ces moyens dilatateurs, pour ne pas accueillir avec empressement ce nouveau spéculum.

Si le vagin est large, la lumière diffuse, projetée par une grande fenêtre, est tout à fait suffisante ; mais, si ce canal est rétréci par des cicatrices ou par toute autre cause, la lumière du soleil devient très-nécessaire. Voici ce que conseille alors M. Marion-Sims : c'est de placer une petite table près d'une fenêtre qui reçoit la lumière du soleil ; un aide dispose sur cette table un miroir de 8 à 10 pouces de diamètre, et le dirige de façon à projeter les rayons lumineux dans le vagin ; la lumière passe à la droite de l'opérateur, frappe la surface concave du spéculum, et de là est réfléchie vers la paroi vaginale antérieure, dont elle éclaire les moindres détails.

Mais il est encore d'autres avantages qui résultent de la position de la malade sur les genoux et sur les coudes, avantages sur lesquels M. Verneuil a déjà insisté. On sait qu'il existe souvent autour de la fistule un bourrelet de la muqueuse vésicale ; que ce bourrelet, rouge, enflammé, saillant dans le décubitus sur le dos, peut être facilement blessé par les instruments, et qu'alors il se produit un écoulement de sang qui gêne l'opérateur, et peut encore avoir des conséquences plus sérieuses. Dans le décubitus sur le ventre, ces inconvénients disparaissent ; le bourrelet muqueux est en partie réduit, et on ne craint guère de le blesser.

De plus, dans la position des malades sur le dos, il est un temps de l'opération toujours difficile à réaliser : c'est l'avivement de la lèvre antérieure de la fistule, quelquefois cachée derrière le pubis, dans certains cas adhérente à cet os, et d'un accès peu commode pour le chirurgien. Dans le décubitus sur le ventre, cette difficulté s'évanouit, et la lèvre antérieure de la fistule peut être avivée aussi facilement que la lèvre postérieure.

On a encore mis au nombre des avantages du décubitus antérieur l'écoulement du sang à travers la fistule dans la cavité vésicale ; de la sorte, dit-on, le chirurgien est moins gêné par le liquide et aperçoit mieux la partie à opérer. Mais ce très-faible avantage me paraît dominé ici par un inconvénient plus grave : il n'est pas toujours très-facile d'expulser de la vessie le sang qui s'y trouve coagulé, et si, après la suture, quelques caillots restent encore là, ils provoquent un ténesme vésical, pénible pour la malade, et qui peut même compromettre les résultats de l'opération. C'est donc là plutôt un inconvénient qu'un avantage de la position de la malade sur les genoux et sur les coudes ; mais c'est un inconvénient si peu grand, lorsqu'on sait y remédier, qu'il ne peut empêcher un chirurgien de mettre en usage le décubitus antérieur.

Il y a des inconvénients plus sérieux à signaler, et le principal, selon moi, c'est la fatigue extrême que cause aux malades la longue durée de la position sur les coudes et les genoux : aussi, quoiqu'on puisse beaucoup compter sur l'énergie habituelle des malheureuses qui ont à subir ces longues opérations, on est quelquefois obligé de changer de temps en temps la position de ces pauvres femmes. M. Marion-Sims a, comme tous les autres chirurgiens, été frappé de ce fait, et il a conseillé de laisser prendre alors aux malades une position sur le côté, position qui ne gêne pas certains temps de l'opération et est d'un grand soulagement pour les patientes : on fait coucher la malade sur le côté gauche ; les cuisses, dans cette position, doivent être fléchies à angle droit sur le bassin, la cuisse droite un peu plus que la gauche ; le bras gauche est rejeté en arrière, et la poitrine inclinée en avant, de façon à amener le sternum au contact avec la table ; la colonne vertébrale est dans l'extension complète, et la tête repose sur le pariétal gauche. Ce décubitus latéral est d'une précieuse ressource pour le chirurgien, et permet d'aviver facilement et sans fatigue une assez grande partie de la fistule ; mais, quand on arrive au temps le plus délicat de l'opération, au passage des fils, il est convenable de faire prendre de nouveau à la malade la position sur les genoux et sur les coudes.

Le décubitus antérieur prive l'opérée du bienfait de l'anesthésie chloroformique ; car, dans cette position, on ne peut pas exercer une surveillance convenable sur les mouvements respiratoires, et la liberté de la poitrine n'est pas complète. Mais je ne vois pas dans cette privation du chloroforme quelque chose de grave : en effet, si l'avivement de certaines fistules situées à la partie antérieure du vagin est douloureux, tel n'est pas le cas ordinaire. Je me suis souvent assuré que cet avivement se faisait sans beaucoup de douleur, et, en tenant compte de cette circonstance, je crois qu'on est, dans le plus grand nombre des cas, autorisé à ne pas employer le chloroforme. Il s'agit ici d'une opération longue, minutieuse, qui exige de la part de la malade un grand repos, et de la part du chirurgien l'absence de toute préoccupation étrangère à des détails opératoires déjà fort compliqués. Or l'emploi du chloroforme pendant un temps aussi long ne peut pas avoir lieu sans de sérieux inconvénients, que le chirurgien doit avoir toujours présents à l'esprit. Toutefois, si l'on se trouvait dans l'absolue nécessité d'user du chloroforme, il faudrait avoir recours alternativement au décubitus dorsal et au décubitus latéral.

M. Verneuil a encore noté, parmi les inconvénients du décubitus antérieur, le déplacement de la fistule, entraînée profondément vers l'ombilic par le poids de l'utérus : ainsi une fistule qui, dans le décubitus dorsal, est assez rapprochée de l'orifice vulvaire, s'en éloigne notablement dans le décubitus antérieur. C'est là un inconvénient sans doute, mais que compense largement la facilité des manœuvres opératoires dans le décubitus antérieur.

Nous venons d'exposer les avantages et les inconvénients de la position des malades sur les genoux et sur les coudes, et de cet exposé il résulte que les avantages dépassent de beaucoup les inconvénients.

Quand, pour certaines raisons, on est obligé d'opérer dans le décubitus dorsal, il faut quelquefois abaisser la cloison vésico-vaginale, comme le conseille M. Hayward, de Boston, comme le pratique souvent M. Jobert en introduisant dans l'urèthre un cathéter solide, qui repousse en bas la fistule.

En résumé, la chirurgie américaine me paraît avoir déjà réalisé, dans le traitement des fistules vésico-vaginales, un progrès manifeste par l'emploi régulier du décubitus antérieur et du large spéculum, qui sert à éclairer le vagin et à relever fortement la paroi recto-vaginale.

Le chirurgien doit toujours ajouter à ces moyens préparatoires l'usage d'éponges montées sur des tiges rigides, d'injections froides, etc.

B. Lorsque la malade est placée, comme nous l'avons dit, sur les genoux et sur les coudes, le spéculum en gouttière introduit dans le vagin, de façon à relever fortement la paroi recto-vaginale, l'opération doit commencer par l'*avivement des bords de la fistule.*

On doit constater de suite que les chirurgiens américains, et en particulier M. Bozeman, apportent à ce temps de l'opération un soin minutieux, un véritable raffinement d'exécution, qui doit être d'une grande influence sur le résultat définitif. Ici, comme pour d'autres modifications opératoires, ces chirurgiens ne peuvent pas être tenus pour des inventeurs; mais ils ont su réunir et appliquer des principes utiles, qui avaient été plus ou moins nettement indiqués par d'autres avant eux.

Ainsi le précepte d'aviver sur une large surface les bords de la fistule, formulé d'abord par Dieffenbach, a servi de règle fondamentale à la pratique de M. Hayward, de Boston, qui, dès 1839, publiait dans l'*American journal*, sur le traitement de la fistule vésico-vaginale, une notice intéressante, et ce précepte est devenu aujourd'hui une des règles les plus importantes de l'opération pour la cure de cette infirmité.

On doit aviver largement, mais ces avivements seront superficiels. Dans ce but, MM. Bozeman et Baker-Brown font usage de bistouris fins, portés sur un long manche, inclinés sur le bord, légèrement convexes; de longs ciseaux coudés, comme ceux représentés A, B (fig. 2); d'un petit crochet aigu monté sur une grande tige, enfin de pinces à dents de souris et à branches entre-croisées qui s'ouvrent par pression. En se servant tour à tour de la pince et du crochet aigu, on peut soulever et exciser très-légèrement la membrane muqueuse. J'ai trouvé que cette excision se faisait en général mieux avec le bistouri qu'avec les ciseaux, mais que ces derniers instruments étaient surtout commodes pour enlever quelques parties saillantes de la muqueuse qui avaient

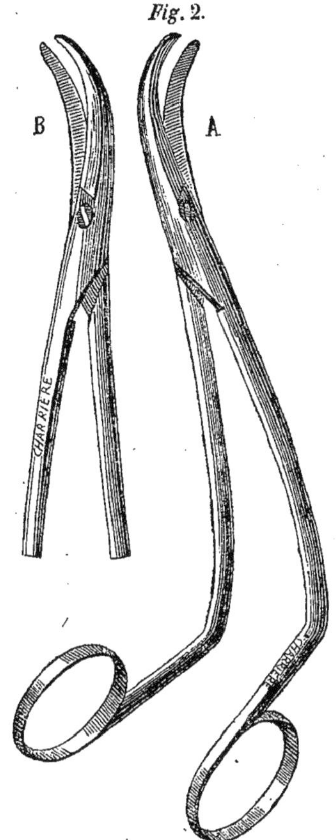

échappé à une première abrasion.

Il faut s'arranger de façon que les deux lèvres de la fistule soient avivées sur une égale étendue, mais il faut surtout éviter de toucher à la muqueuse vésicale ; on ne saurait trop insister sur ce point. L'avivement doit porter sur la muqueuse vaginale seule ; la raison de ce principe est facile à comprendre : quand on avive la muqueuse vésicale, on met la malade dans des conditions favorables à une hémorrhagie de la vessie, et de plus on crée une plaie qui sera pendant quelques jours en contact avec l'urine.

Quand on veut suivre avec une attention minutieuse toutes les conditions indiquées plus haut, il faut consacrer un temps assez long à cette partie de l'opération. M. Bozeman, dans le cas qu'il a opéré à l'Hôtel-Dieu, a mis plus d'une heure à cet avivement, et dans le fait qui m'est propre, je n'y ai guère consacré moins de temps.

Il est souvent fort difficile de s'assurer de la profondeur comme de l'étendue de l'avivement, et l'on peut dire que bon nombre d'insuccès sont dus à l'imparfaite exécution de ce temps opératoire ; aussi doit-on alors opérer lentement, minutieusement, et ne passer à la réunion qu'après s'être bien assuré d'un avivement très-régulier.

C. Au second temps de l'opération, à la suture proprement dite, s'applique le plus grand nombre des modifications apportées par la chirurgie américaine au traitement de la fistule vésico-vaginale : la nature des fils, leur mode d'introduction dans les tissus, les moyens de fixer ces fils, diffèrent complétement de ce que nous avons l'habitude d'employer en France. Les chirurgiens américains ont réuni là une série de procédés qui jusqu'alors avaient reçu d'autres destinations, mais de cet ensemble résulte une opération rationnelle et heureusement conduite.

C'est M. Hayward, de Boston, qui a d'abord donné de bonnes indications sur les fils à employer dans la suture des fistules vésico-
vaginales. Il reconnut bien les dangers des sutures grosses, aplaties,
et repoussa l'usage des fils doubles, dont on se sert trop souvent dans
ce cas; il insista surtout, dans les premiers temps de sa pratique, sur
le petit volume des fils, et se servit de ceux qu'on connaît sous le nom
de *soie de dentiste*.

L'emploi de fils très-fins était déjà un progrès notable sur la pratique
ancienne, mais bientôt l'application régulière des fils métalliques à
cette suture allait donner des résultats encore plus satisfaisants. Il est
seulement à regretter que cette heureuse modification opératoire ait
été vantée par M. Marion-Sims, auteur d'un bon travail sur la thérapeutique des fistules vésico-vaginales, en termes exagérés : *La suture
d'argent*, selon lui, *est le grand achèvement chirurgical du* xixe *siècle*. Cette
découverte n'est point le résultat d'un pur accident, mais d'efforts longs,
laborieux, *basés sur les principes immuables de la science,* et formant un
des plus *beaux exemples de la philosophie inductive* (*The anniversary
discourse*, p. 8; New-York, 1858); c'est enfin une ère nouvelle qui
s'ouvre pour la chirurgie. On se borne à citer, mais on ne discute pas
des propositions d'un genre si facétieux.

Tout le monde n'emploie pas les mêmes fils métalliques. Nous avons
déjà vu M. Mettauer se servir de fils de plomb, et M. Gosset de fils d'argent doré. M. Marion-Sims et M. Bozenam font usage de fils d'argent;
M. Simpson donne la préférence aux fils de fer recuit, dont se sert aussi,
je crois, M. Baker-Brown. Ce dernier fil métallique, plus fort, mais
aussi malléable que le fil d'argent, traverse, dit-on, comme ce dernier,
les tissus sans s'oxyder. J'ai employé les fils d'argent et ils m'ont paru
d'un usage très-commode.

Tout récemment M. Atlee a proposé de substituer aux sutures métalliques les sutures élastiques que M. Rigal, de Gaillac, a depuis très-long-
temps fait connaître. Cette suture consiste en un épingle d'acier et en
un petit anneau de caoutchouc. On transperce les lèvres de la plaie
avec l'épingle, sur les deux extrémités de laquelle on jette l'anneau en
caoutchouc. L'élasticité du caoutchouc se prête facilement à l'expansion
que peut produire dans une plaie le travail inflammatoire. C'est là son
plus grand avantage; mais, dans le cas présent, cette expansion des
bords de la plaie étant nulle ou de peu d'importance, je ne saurais ac-

corder une valeur sérieuse à cette nouvelle application de la suture élastique. Les sutures métalliques offrent des conditions de solidité bien plus favorables au succès de la réunion immédiate.

Dès qu'on fait usage des fils métalliques, il nous semble, comme à M. Bozeman, qu'on doit en employer un assez grand nombre. On pourra les appliquer à 5 millimètres de distance les uns des autres, de façon à les rapprocher le plus possible, et en même temps on aura soin de laisser entre eux des intervalles égaux. Mais comment passera-t-on ces fils et à travers quelles parties les passera-t-on ? — La réponse à ces deux questions est des plus importantes, car là se trouve peut-être ce qui donne le plus de valeur aux nouveaux procédés des chirurgiens américains, et ce qui leur assure le succès.

Depuis longtemps on avait été frappé des inconvénients qui peuvent résulter de la pénétration des moyens de suture dans la vessie. Lallemand, M. Laugier, et plus tard Dieffenbach, avaient signalé la possibilité d'accidents inflammatoires et même de fistules qui succèdent quelquefois à la pénétration des fils du vagin dans la vessie et de la vessie dans le vagin. M. Hayward, convaincu aussi de ces dangers, proposa de faire la suture sans pénétrer dans la vessie, en traversant obliquement la paroi vésico-vaginale, de façon à ne point toucher à la muqueuse vésicale; on évite ainsi ces petits trous qui, pendant le séjour des sutures, mettent la plaie en communication avec le réservoir urinaire., et qui plus tard créent de véritables trajets fistuleux.

Aujourd'hui tous ceux qui opèrent suivant les principes de la *méthode américaine* admettent que les fils ne doivent pas pénétrer dans la vessie. On les enfonce à 1 centimètre environ du bord de la plaie ; on les dirige obliquement, et on les fait sortir en avant du bord vésical de la fistule avivée. Ces fils doivent être bien en face l'un de l'autre et comprendre de chaque côté une égale épaisseur de tissus.

Plusieurs procédés ont été conseillés pour arriver à faire suivre aux fils métalliques un trajet si bien déterminé: ainsi M. Bozeman propose, pour faciliter le passage des fils métalliques, d'introduire d'abord des fils de soie ou de lin, à l'aide d'une aiguille fixée sur un porte-aiguille à coulisse; on attache alors, par un nœud, les fils de soie aux fils d'argent recourbés en crochet; on tire ensuite les premiers fils, qui entraînent facilement après eux les liens métalliques. Je me suis assuré par expérience qu'en agissant ainsi, on simplifiait beaucoup un temps de l'opéra-

tion assez pénible, quand on veut passer primitivement les fils métalliques.

L'arsenal chirurgical de M. Marion - Sims renferme deux petits
instruments destinés à faciliter le passage des aiguilles et des fils ;
l'un est un crochet mousse, l'autre une petite fourche à branches également mousses. Ce crochet et cette fourche servent de point d'appui à
l'aiguille quand elle traverse obliquement la paroi vésico-vaginale, et
l'expérience peut seule faire comprendre quels services rendent ces
deux petits instruments, en apparence si peu utiles.

Mais l'on peut arriver à passer de suite les fils métalliques, si l'on fait
usage de l'aiguille porte-fil que propose M. Simpson. Ce chirurgien a
inventé dans ce but une aiguille tubulaire assez longue et munie d'un
manche. Un des orifices de ce tube est vers la pointe de l'aiguille et
l'autre près du manche. On introduit l'aiguille comme cela a été dit
précédemment, de façon à ne point toucher à la muqueuse vésicale ;
elle traverse de suite les deux lèvres de la fistule, d'avant en arrière, et
dès que la pointe se montre en un point convenable de la lèvre postérieure, on pousse le fil métallique par le trou situé du côté du manche de l'aiguille ; on le voit bientôt paraître par l'autre trou, on le saisit
avec une pince à mors plats, on retire l'aiguille, et le fil métallique est
en place.

Lorsqu'on passe à travers une fistule un nombre assez considérable
de fils, on éprouve, au moment de la suture, une réelle difficulté à les
séparer les uns des autres. M. Atlee, dans une opération qu'il a pratiquée
avec d'assez nombreux points de suture, a employé, pour éviter toute
confusion, un procédé assez simple : dès que le fil avait traversé les
deux bords de la fistule, M. Atlee nouait séparément chacune de ses
extrémités à un fil latéral, et, après avoir fait six points de suture, il trouva les extrémités des fils nouées en dehors du vagin et
disposées régulièrement comme le représente la fig. 8, sans crainte
d'une confusion possible. Cette petite manœuvre n'est point à dédaigner,
car elle me semble devoir éviter plus tard une assez grande perte de
temps.

Ainsi, malgré quelques différences insignifiantes dans le manuel opératoire, tous les chirurgiens qui opèrent d'après les indications de la
méthode américaine s'accordent à reconnaître qu'on emploie avec de
grands avantages des fils métalliques très-fins d'argent ou de fer recuit,
qu'on doit les placer très-rapprochés les uns des autres, et avoir soin

2

de les introduire de façon que traversant une assez grande épaisseur de la cloison vésico-vaginale , ils ne pénètrent pas dans la vessie.

Lorsque les fils métalliques ont été introduits suivant les règles indiquées plus haut, on doit procéder à la réunion de la plaie. Là encore la chirurgie américaine a apporté de sérieux perfectionnements aux procédés généralement usités en France.

M. Mettauer, qui paraît avoir le premier appliqué la suture métallique au traitement de la fistule vésico-vaginale, mais qui n'a publié son opération qu'en 1847 (*Virginia medical and surgical journal*), se contentait de tordre les fils de plomb dont il se servait pour réunir les lèvres de la plaie.

M. Marion-Sims fait usage d'une véritable suture enchevillée, quoiqu'il lui ait donné un nom nouveau, *clamp suture* (*clamp crampon*). Les crampons consistent en de petites barres d'argent ou de plomb , d'une ligne de diamètre, parfaitement polies à leur surface, percées de trous qui correspondent très-exactement au nombre et à la position des fils. On prend d'abord tous les chefs des fils, on les introduit dans les trous d'une de ces barres métalliques, et on les fixe à l'aide de quelques tours ; puis, en tirant sur les autres chefs des fils, on rapproche ce crampon d'une des lèvres de la fistule. Ces chefs sont ensuite introduits dans un crampon identique au premier, et qu'on pousse contre l'autre lèvre de la fistule. On rapproche enfin plus ou moins fortement, avec les doigts ou avec une pince, les deux crampons l'un de l'autre, et on assujettit la suture par un grain de plomb perforé qu'on écrase de façon à maintenir les fils métalliques solidement fixés.

La description que fait M. Marion-Sims des phénomènes qui succèdent à l'application de cette suture est loin d'être rassurante. Ces deux crampons, dit l'auteur, produisent par pression une ulcération sur la surface vaginale ; ils semblent enfoncés dans les tissus, et même on finit par les perdre de vue. Le progrès de l'ulcération coïncide avec un écoulement de pus qui continue pendant trois ou quatre jours, diminue ensuite, et finit par cesser. Lorsque le crampon a été entouré de la membrane muqueuse, il peut être abandonné dans les tissus pendant une période indéfinie. Je les ai laissés en place, ajoute-t-il, assez longtemps pour que les extrémités des crampons aient été complétement couvertes par de fermes granulations qui opposaient une résistance considérable à leur extraction, car on devait les déchirer pour l'accomplir.

M. Marion-Sims assure enfin qu'on peut laisser cette suture en place pendant six, huit, dix jours, ou même plus longtemps.

Le procédé du chirurgien américain est, selon moi, d'une exécution difficile et entouré de dangers. L'application de ces crampons fait supposer l'existence d'une fistule parfaitement régulière : si la solution de continuité est tortueuse, les crampons ne seront plus que d'une application incertaine, car il sera presque impossible de leur faire suivre les flexuosités de la fistule. Mais cette suture, qui saisit et comprime dans une large étendue les deux bords de la plaie, doit amener une destruction correspondante de la paroi vésico-vaginale. Là est un danger réel, et la pratique de M. Marion-Sims ne me paraît pas l'avoir évité.

M. Bozeman a pensé qu'on pouvait changer avantageusement le procédé de suture proposé par M. Marion-Sims, et c'est *en boutonnant sa veste* (*while buttoning my vest*) qu'il a songé à réaliser, dans les sutures chirurgicales, quelque chose d'analogue à ce mode de fermeture des habits; ainsi est née la suture en bouton (*the button suture*).

La suture en bouton exige trois choses : des fils métalliques, un bouton ou une plaque métallique, et un grain de plomb perforé pour retenir en place le bouton. Les fils sont en argent recuit du n° 92, le bouton en plomb ou en argent. Cependant M. Bozeman donne maintenant la préférence aux plaques de plomb, plus faciles à tailler et à disposer convenablement. Ce bouton doit recouvrir l'ouverture fistuleuse après l'introduction des sutures, et dès lors on doit le mettre exactement en rapport avec l'étendue de la fistule; aussi le prépare-t-on, au moment de son application, suivant le trajet et la configuration de l'ouverture morbide. On donne en général à ces lames métalliques une forme ovalaire; on les déprime à leur centre par une gouttière qui doit recevoir les parties un peu saillantes de la fistule, et on les perfore d'un nombre de trous égal au nombre des fils employés dans la suture. Il faut avoir soin de percer les trous à la même distance que celle qui sépare les divers points de suture, de façon qu'il n'y ait là aucun chevauchement des fils, aucune traction inégale. On ne saurait trop apporter de soins à la préparation de cette plaque; elle doit correspondre exactement aux saillies et aux dépressions de la fistule, de façon à ne point trop froisser les parties; on doit encore éviter de la faire trop large, pour ne point ulcérer le vagin.

Avant de passer les fils dans les trous du bouton métallique, M. Bozeman amène exactement au contact les bords avivés de la fistule; pour cela il emploie un instrument qu'il désigne sous le nom d'*ajusteur de la suture* (*suture adjuster*). Cet instrument se compose d'une tige d'acier fixée sur un manche, et terminée par un bouton aplati et perforé à son centre; il est représenté fig. 3. On passe les chefs opposés d'un même fil dans le trou de cet instrument, et, pendant que de la main gauche on tient solidement ces fils, de l'autre on appuie fortement sur eux jusqu'à ce que l'ajusteur arrive au contact avec les tissus. Ainsi les bords de la fistule se rapprochent très-exactement, et, comme les fils gardent la forme qu'on leur donne, cette réunion se maintient parfaite. On se rend bien compte, par cette petite manœuvre, de la façon dont les bords de la solution de continuité se réunissent, et si quelque irrégularité se manifeste, on peut facilement y remédier. Par suite de cette pression à l'aide de l'ajusteur, les fils et les bords de la suture ont pris l'aspect représenté fig. 4.

Fig. 3.

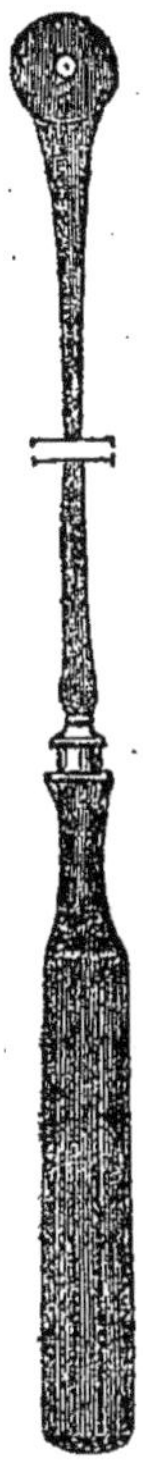

Il faut maintenant, pour suivre le procédé de M. Bozeman, introduire les deux chefs de chaque fil dans les trous correspondants du bouton de plomb et pousser cette plaque (fig. 5) jusqu'au niveau de la plaie qu'elle doit complétement protéger. Afin de donner une grande assurance à cette suture, on fait encore une application du *suture adjuster* par dessus la plaque, et on appuie fortement dans l'intervalle des fils cette plaque contre la plaie, à l'aide de l'instrument qu'on désigne sous le nom d'*ajusteur du bouton* (*button adjuster*). Ce dernier instrument consiste en une tige de fer rigide, coudée à angle droit à un demi-pouce de son extrémité, et fixée sur un manche en bois.

Il faut enfin fixer ces fils contre le bouton de plomb. M. Bozeman emploie alors de petits grains de plomb perforés, semblables aux anneaux de M. Galli. On introduit les chefs des fils métalliques dans les trous des grains de plomb, et on glisse ces grains avec une longue pince le long des fils, jusqu'à la plaque (fig. 6); puis on saisit les fils, qu'on tend fortement de la main gauche, pendant que de la droite on écrase avec un davier l'anneau de plomb contre la plaque. Les extrémités libres des fils sont ensuite coupées et repliées sur elles-mêmes. Un fabricant d'instruments de chirurgie, M. Hilliard, de Glascow, a ajouté aux plaques de M. Bozeman une petite modification qui sans doute ne fera pas for-

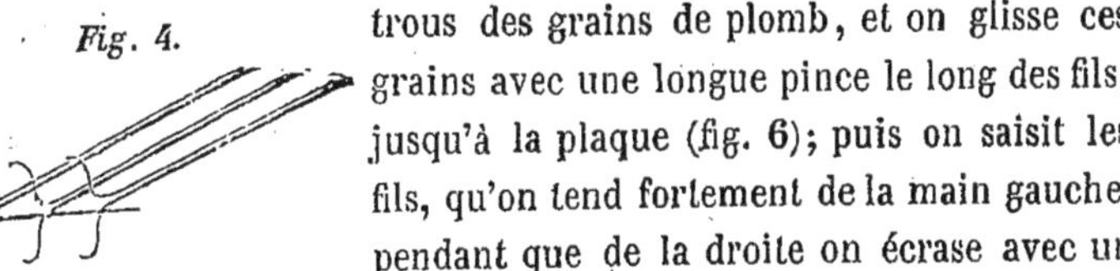

Fig. 4.

tune, quoiqu'elle ait déjà reçu l'approbation d'un chirurgien distingué de l'Angleterre, M. Eben Watson (1). La plaque de M. Hilliard est aussi

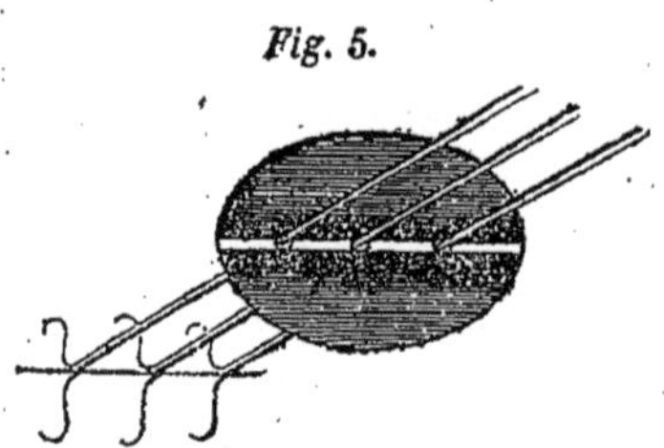

Fig. 5.

une plaque de plomb percée de trous, mais elle diffère du bouton de M. Bozeman en ce que de petits tubes de plomb sont soudés à cette plaque au-dessus des trous. On introduit, comme nous le disons plus haut, les fils à travers les trous et les tubes, et l'on comprime fortement ces derniers pour fixer les fils avec solidité. Tout en reconnaissant que l'union des tubes à la plaque contribue

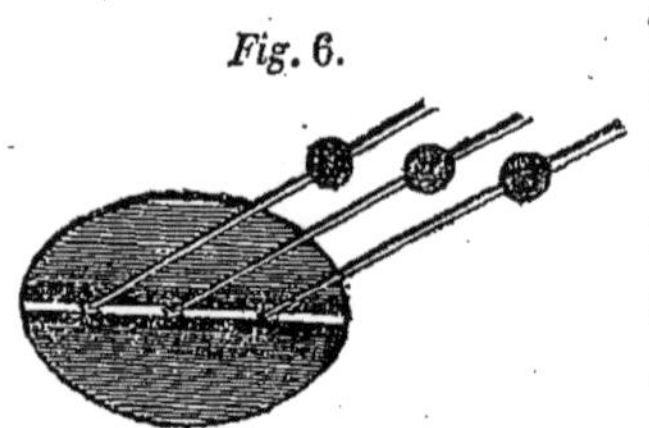

Fig. 6.

à faciliter un certain temps de l'opération, et à donner aux moyens d'union une plus grande force, on préférera toujours à la plaque de M. Hilliard une plaque qu'on peut disposer sur-le-champ, suivant la configuration si variable des fistules.

J'ai, dans le cas dont je rendrai compte plus loin, fait usage de la suture en bouton comme M. Bozeman l'indique, et les résultats en ont été si heureux, que je suis disposé à accorder à ce mode de réunion un certain nombre des avantages qu'on lui attribue. Ainsi cette suture se fait remarquer par une grande solidité et un repos parfait des bords avivés de la fistule. Le bouton agit comme une attelle qui empêche la mobilité des parties et protége la plaie contre l'action intempestive de l'urine et des écoulements leucorrhéiques; enfin tous ces fils, quoique réunis sur une seule plaque, ont chacun une action isolée.

Ces incontestables avantages n'ont pas séduit tout le monde : on a trouvé à cette plaque de plomb un poids trop grand, une largeur qui peut nuire aux parois vaginales, quelques difficultés d'application, surtout quand la fistule a une direction sinueuse ; mais ces inconvénients sont plus supposés que réels.

M. Baker-Brown, qui fait autorité aujourd'hui dans le traitement des fistules vésico-vaginales, puisqu'il compte déjà beaucoup de succès,

---

(1) *The Lancet,* 5 mars 1859.

substitué à la plaque métallique de M. Bozeman de petits croissants de plomb, sortes de crampons perforés à leur centre, qui s'appliquent isolément sur chaque fil. Il introduit les deux chefs du fil à travers l'ouverture centrale du croissant, et après s'être assuré d'une exacte juxtaposition des parties, il aplatit contre les fils un petit mamelon qui surmonte le trou du croissant et arrête ainsi la suture.

Ce que propose M. Baker-Brown simplifie sans doute un temps assez compliqué de l'opération, et mérite examen. J'y trouve, comme principal avantage, de pouvoir retirer facilement et isolément les points de suture. Il suffit en effet de couper avec de petits ciseaux mousses un des chefs du fil métallique, et de saisir doucement avec une pince le centre du crampon en croissant, pour extraire avec facilité le point de suture. Le chirurgien de Londres est d'avis que l'application de ces crampons permet d'opérer plus rapidement, d'affronter avec plus d'exactitude les lèvres de la fistule, de suivre toutes les irrégularités de la plaie, enfin de ne point froisser inutilement les parois vaginales ; mais on doit craindre cependant que, par ce procédé de suture, on ne perde quelques-uns des avantages de la suture en bouton, et en particulier la solidité de la suture et la protection de la plaie contre les liquides.

M. Simpson, à qui l'on doit pour cette opération une aiguille d'un emploi commode, a voulu apporter à la suture en bouton une modification qui ne paraît pas d'abord très-heureuse. Le bouton métallique de M. Bozeman ne soutient pas, selon M. Simpson, la fistule dans le sens transversal, et, pour obtenir ce résultat, le chirurgien d'Édimbourg propose une espèce d'attelle métallique. Cette attelle est en fil de fer ; on la dispose en mettant quinze à vingt fils de fer en un faisceau dont les extrémités sont rapprochées l'une de l'autre, de façon à former une ellipse ou un cercle ; on arrange le tout selon la forme de la plaie. Si la plaie est transversale, on donne à l'attelle une forme ovalaire à grand diamètre transversal. On écarte ensuite de distance en distance les fils métalliques de l'attelle, de façon à faire pour chaque lèvre de la fistule un nombre d'ouvertures égal au nombre des fils de la suture ; on passe ensuite les fils qui viennent du bord inférieur de la plaie dans les trous formés à la partie inférieure de l'attelle-anneau : les extrémités supérieures des fils sont également introduites dans les trous respectifs de l'autre côté. Dès que l'anneau en fil de fer est bien appuyé autour de la fistule, dès que les fils métalliques ont traversé les

trous de l'attelle, il faut arrêter définitivement cette suture. M. Simpson fait alors usage d'un instrument que j'ai repré-
senté ci-contre (fig. 7), et qui a été inventé par
M. Coghill. Cet instrument consiste en deux tubes
courts et fins, rapprochés l'un de l'autre et fixés sur
une tige métallique. On introduit dans ces deux
tubes les deux chefs du fil ; on pousse l'instrument
à torsion jusqu'au niveau de l'attelle circulaire, et
en deux tours on tord assez les fils pour arrêter
les points de suture. Un simple coup d'œil jeté sur
quelques gravures du *Medical times and gazette*
(8 janvier 1859) fait de suite comprendre la disposition de cette suture un peu compliquée.

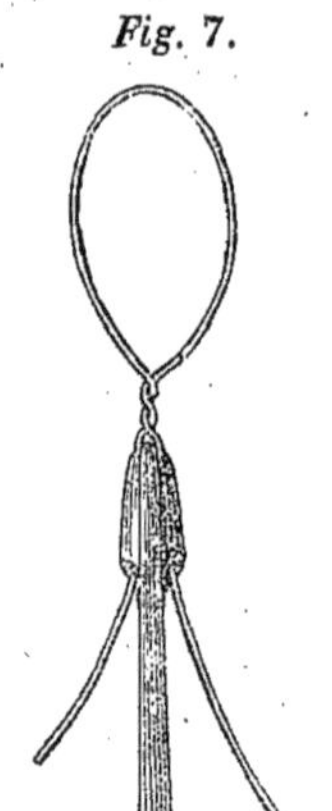
Fig. 7.

M. Simpson trouve à ce mode de suture d'assez
grands avantages. Ouverte à son centre, cette attelle permet, selon lui,
de bien voir ce qui se passe du côté de la plaie, tant au moment de la
réunion que plus tard ; elle soutient les parties solidement dans chaque
direction. En réalité, dit-il, lorsqu'on emploie cette attelle, et que celle-
ci est bien fixée, les lèvres de la fistule renfermées dans le cercle de
l'attelle sont maintenues dans une position solide, et la partie de la cloison vésico-vaginale incluse dans ce cercle ne peut être mue ni longi-
tudinalement ni transversalement.

Tout le monde ne partage pas les espérances de M. Simpson ; quelques chirurgiens pensent même que son attelle, loin de soutenir les
bords de la fistule dans tous les sens, peut les écarter, si une assez
grande épaisseur de tissus n'a pas été saisie par la suture. C'est cette
pensée qui a conduit M. Atlee à proposer une nouvelle modification de
la suture en bouton, indiquée par M. Bozeman. On suivra bien, sur la
planche ci-dessous, les principaux détails de cette nouvelle modification
opératoire.

La figure 8 représente, dans sa partie supérieure, une fistule traversée par les fils de la suture, et, dans sa partie inférieure, une réunion partielle de la solution de continuité. On voit, sur cette planche, comment les fils traversent la cloison vésico-vaginale sans pénétrer
dans la vessie, et l'on comprend bien, par la disposition des fils AA,
comment ces fils sont retenus de chaque côté par des nœuds à un fil latéral, afin de ne pas être confondus dans les différentes manœuvres de
l'opération.

Lorsque les fils ont été introduits à travers les lèvres de la fistule, et liés isolément de chaque côté, on en fait deux parts : les uns doivent être

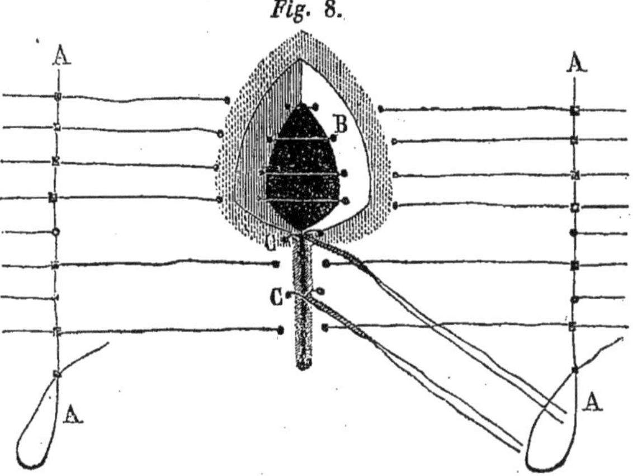

Fig. 8.

fixés par torsion sur la plaie même, les autres sur une plaque spéciale. On sépare d'abord les fils de la suture du fil latéral qui les maintenait isolés ; on prend ensuite de deux en deux les chefs des fils indiqués en CC ; on les introduit dans l'instrument à torsion du Dr Coghill (fig. 7) ; on rapproche cet instrument des bords de la plaie, et, à l'aide de quelques tours, on arrête les points de suture. Les bords de la plaie sont ainsi mis en contact parfait. Ce premier temps de la suture est bien représenté dans la partie inférieure de la figure 8.

Lorsque, dans toute l'étendue de la fistule, on a tordu de deux en deux les fils métalliques, on doit appliquer la plaque de plomb. Le bouton dont fait usage M. Atlee diffère de celui de M. Bozeman ; il est formé par une mince lamelle de plomb qu'on taille au moment de l'appliquer,

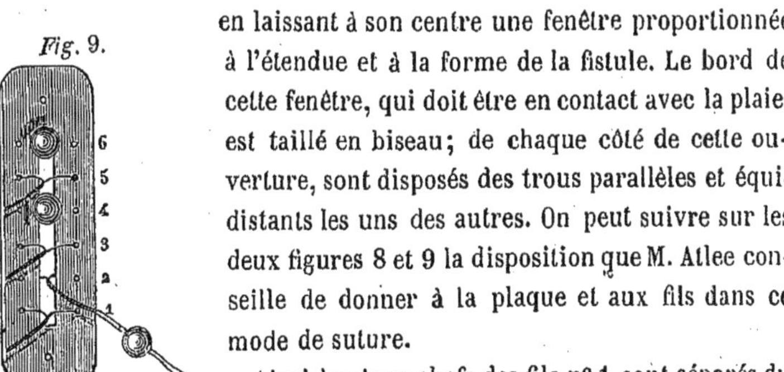

Fig. 9.

en laissant à son centre une fenêtre proportionnée à l'étendue et à la forme de la fistule. Le bord de cette fenêtre, qui doit être en contact avec la plaie, est taillé en biseau ; de chaque côté de cette ouverture, sont disposés des trous parallèles et équidistants les uns des autres. On peut suivre sur les deux figures 8 et 9 la disposition que M. Atlee conseille de donner à la plaque et aux fils dans ce mode de suture.

Ainsi les deux chefs des fils n° 1 sont séparés du fil latéral qui les retenait, et passés successivement à travers les trous

n° 1 de la plaque; on tord ensuite ces fils dans l'instrument du Dr Coghill ; on passe les fils n° 2 déjà tordus à travers la fenêtre ; les fils n° 3
sont passés à travers les trous n° 3 , et on les tord. Les fils déjà tordus
n° 4 sont passés à travers la fenêtre ; les fils n° 5, à travers les trous
n° 5 ; enfin les fils n° 6, à travers la fenêtre. Les fils n°s 1, 3 , 5 , sont
donc tordus après avoir traversé les trous latéraux, et les fils n°s 2, 4, 6,
sont assujettis par un simple grain de plomb perforé ; on coupe les fils
exubérants des sutures 1, 3, 5, et l'on reploie sur la plaque l'extrémité
coupée de ces fils métalliques.

Le mode de suture de M. Atlee mérite d'être mentionné : ainsi , par
la torsion préalable d'un certain nombre de fils, on s'assure de la parfaite réunion de la plaie avant d'appliquer la plaque de plomb. De plus ce
bouton n'agit pas seulement comme celui de M. Bozeman pour protéger
les parties, mais aussi comme le petit appareil de M. Simpson pour soutenir la fistule latéralement. C'est surtout en tenant compte de ces re-
marques, que j'ai cru devoir prendre en sérieuse considération les modifications que M. Atlee a fait subir à la suture en bouton, modifications
que les planches ci-dessus feront mieux comprendre qu'une plus longue
description.

Je pourrais encore signaler quelques autres procédés de suture qui
se rattachent de près ou de loin à la *méthode américaine ;* mais ces procédés sont de beaucoup inférieurs à ceux que j'ai déjà décrits, et ne mé-
ritent pas qu'on s'y arrête.

III.

Je viens d'exposer les différents procédés opératoires dont l'ensemble
constitue la *méthode américaine ;* je vais maintenant faire connaître les
suites de cette opération et les modifications qu'elle doit subir dans
les diverses variétés de la fistule vésico-vaginale. Mais, tout en subis-
sant quelques modifications de détail, la méthode conserve les principes généraux qui la caractérisent.

Quel que soit le procédé de suture qu'on ait mis en usage, dès que la
réunion de la plaie est faite, et le vagin nettoyé par une injection d'eau
froide, il faut placer dans la vessie une sonde destinée à laisser sortir
librement l'urine au dehors.

L'écoulement facile de l'urine pendant la cicatrisation de la fistule
est une des plus importantes conditions de la guérison , car beaucoup

d'insuccès paraissent dus à la rétention trop prolongée de l'urine dans la vessie ; aussi, préoccupés de cet obstacle à la cure des fistules vésico-vaginales, les chirurgiens ont cherché, par des moyens variés, quelquefois extrêmes, à réaliser la sortie constante de l'urine au dehors.

Desault se servait dans ce but d'un gros cathéter en gomme élastique, soutenu par une sorte de bandage analogue aux bandages herniaires. Selon Chelius, Wutzer, qui a obtenu quelques succès dans la cure des fistules vésico-vaginales, ne recula point devant la ponction de la vessie. Les efforts désespérés de Wutzer indiquent bien la gravité de l'écoulement de l'urine à travers les lèvres de la fistule ; mais, devant les résultats obtenus encore ici par la chirurgie américaine, ils n'ont plus de raison d'être.

M. Marion-Sims a fait connaître avec détails ses divers essais pour arriver au but en question. Il employa sur deux malades une tente en éponge de forme cylindrique, dont l'une des extrémités était dans la vessie et l'autre au dehors ; il obtenait ainsi un écoulement permanent d'urine ; mais cette tente s'infiltrait facilement de dépôts calcaires, et ne fonctionnait plus bien. Après un essai d'un autre genre, M. Marion-Sims a employé un cathéter à double courbure, dont l'extrémité vésicale est percée d'un grand nombre de trous, et dont l'extrémité libre est taillée en gouttière et plus ou moins recourbée en crochet. Le cathéter que nous représentons ici (fig. 10) diffère, par la direction droite de

Fig. 10.

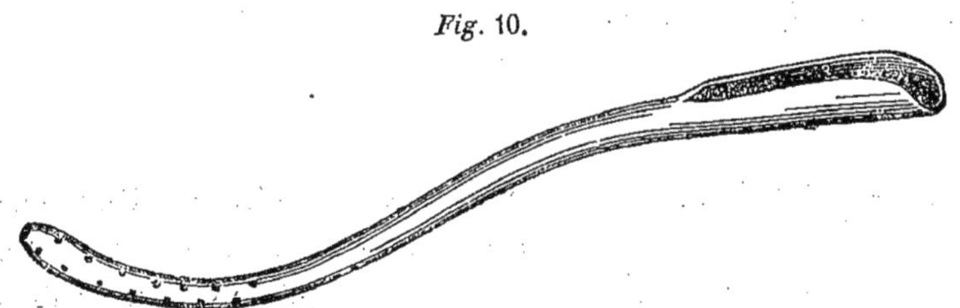

son extrémité ouverte, du cathéter de M. Marion-Sims ; mais il est toutefois très-commode et d'une application facile. M. Marion-Sims prétend que la courbure de l'extrémité libre assure beaucoup la fixité de l'instrument, ce qui n'est pas tout à fait démontré pour moi. J'ai fait usage du cathéter figuré ci-dessus, et je m'en suis bien trouvé.

Ces cathéters n'ont que 10 à 12 centimètres de longueur ; leur légèreté est très-grande, et quand on les construit en aluminium, comme l'a fait récemment pour moi M. Charrière, leur poids est insignifiant.

Cette dernière condition est d'une grande importance, car ces cathéters doivent rester dans la vessie sans y être fixés par aucun lien ; c'est, comme on dit en Amérique, un *self retaining catheter*, un cathéter qui se tient de lui-même en place.

L'introduction du cathéter après l'opération de la fistule donne lieu, en général, à l'écoulement d'une certaine quantité d'urine plus ou moins colorée. Dès qu'on s'est ainsi assuré de l'écoulement libre de l'urine au dehors, on porte la malade dans son lit ; les cuisses sont légèrement fléchies sur le bassin à l'aide d'oreillers placés sous les jarrets, et un urinoir est maintenu au-dessous du cathéter.

Mais, avant de quitter la malade déposée dans son lit, avant de faire la prescription du traitement et du régime à suivre, il faut encore examiner avec soin le cathéter. En effet, il n'est pas rare de voir ce cathéter tourner sur son axe ; ce déplacement est souvent dû à la trop grande longueur de l'instrument ou à la rectitude trop forte de ses courbures. L'étendue de l'urèthre chez la femme est assez variable, et, lorsque ce canal est très-court, l'extrémité vésicale de la sonde vient frapper contre la paroi postérieure de la vessie et est déplacé ; c'est dans ce cas qu'on doit employer des cathéters dont la courbure vésicale est un peu forte, et qui viennent ainsi se cacher derrière le pubis.

Le régime que doit suivre la malade est d'une grande importance pour le succès définitif de l'opération ; il répond à plusieurs indications et commande une attention sérieuse. Ainsi l'on fera très-utilement usage des opiacés, depuis le moment de l'opération jusqu'à celui de l'ablation des fils. L'opium, dont nous usons timidement en chirurgie, rend, dans le cas présent, un double service ; il calme l'état irritable que ne manque pas d'amener une opération très-longue, et permet à la malade de tolérer plus facilement le décubitus sur le dos ; enfin il produit une constipation artificielle, dont le résultat le plus favorable est d'immobiliser la partie inférieure de l'intestin, et avec elle la paroi vésico-vaginale.

On peut administrer l'opium à la dose de 2 à 5 centigr. toutes les quatre ou six heures, et ce médicament s'associe très-bien à un régime alimentaire léger, mais tonique. Nous ne faisons pas en France un emploi assez grand des opiacés unis aux toniques, aux excitants même ; la pratique de la chirurgie anglaise nous fournirait cependant sur ce point de très-utiles enseignements. On a conseillé d'administrer en même temps les alcalins pour empêcher un trop grand dépôt d'acide urique sur le cathéter, et les malades se trouvent en général assez bien de l'eau de Vichy prise à la dose d'une bouteille par jour. Un chirurgien américain a conseillé de faire usage, dans le même but, de limonade sulfurique ; l'acide benzoïque a aussi été recommandé, mais nous n'avons sur ce point aucune expérience personnelle.

Les plus grandes précautions seront prises pour maintenir le cours des urines et la propreté des parties. Ainsi on s'assurera très-souvent que le cathéter n'est obstrué ni par du sang ni par des sels calcaires : si cela arrivait, on devrait enlever doucement cette sonde, la remplacer par une autre de même forme, et la nettoyer en la plongeant dans une solution assez fortement acide. Une forte solution de potasse caustique nettoie aussi promptement ces cathéters métalliques, en détruisant les matières organiqes qui les salissent. On se trouve bien encore de faire tous les matins, très-doucement, dans le vagin, une injection froide ; cette injection débarrasse cette cavité des humeurs qu'elle renferme et qui ne peuvent que nuire à la bonne cicatrisation de la plaie.

Il arrive parfois que, malgré les soins les plus attentifs, le séjour de la sonde dans l'urèthre amène une irritation vive, une sécrétion purulente abondante, du spasme vésical, enfin des accidents qui exigent qu'on enlève le cathéter. On devra dans ce cas sonder très-régulièrement la malade toutes les deux ou trois heures, de façon à ne maintenir jamais dans la vessie qu'une petite quantité de liquide.

Les fils sont en général laissés en place jusqu'au neuvième jour ; mais, durant ce laps de temps, on examine, avec toute la douceur possible, l'état des parties. Ainsi, du troisième au quatrième jour, et plus tard, vers le septième, cet examen doit être fait. Si les diverses parties de l'appareil sont solidement fixées, si la suppuration n'est pas trop abondante, on doit bien augurer du succès définitif de l'opération.

Cette période de cicatrisation de la fistule est parfois traversée par des accidents de diverse nature. Ainsi l'on observe quelquefois des hémorrhagies vésicales, qu'on combat par les réfrigérants sur le ventre et par des astringents à l'intérieur. Dans d'autres cas, il survient une tympanite des plus gênantes, à laquelle on oppose la térébenthine à l'intérieur. J'ai vu survenir un état saburral des premières voies et des accidents qui simulaient pendant quelques jours une fièvre continue. Enfin il n'est pas très-rare de voir reparaître, après l'opération, les règles, qui avaient disparu depuis plusieurs mois.

Vers le neuvième jour, on songe à enlever les fils : si on a fait usage du procédé de M. Bozeman, on coupe, avec de longs ciseaux courbes, tous les fils d'argent entre la plaque et le grain de plomb perforé; on attire alors doucement cette plaque au dehors, et on a de suite sous les yeux les bords réunis de la fistule. On saisit ensuite avec de longues pinces plates les chefs des fils qui font une très-petite saillie à la surface de la muqueuse, on les écarte doucement les uns des autres, et on les retire.

L'enlèvement des fils dans le procédé de M. Atlee se fait en deux temps : on enlève d'abord la plaque, et plus tard les fils tordus qui sont dans ses rainures. Voici comment : avec de longs ciseaux, on coupe (fig. 9) les fils n°s 1, 3, 5, sur un de leurs côtés, et on les extrait facilement; puis, pour les fils n°s 2, 4, 6, on glisse les branches fines de ces mêmes ciseaux entre la plaque et le grain de plomb perforé, et l'on coupe ces sutures. Mais cette section s'opère un peu au-dessus du point qui a été tordu, et, quoiqu'on puisse alors enlever facilement la plaque, ces derniers fils conservent assez de leur torsion pour maintenir rapprochés l'un de l'autre les bords de la plaie. On peut donc n'enlever les fils n°s 2, 4, 6, que un ou deux jours après avoir détaché les fils n°s 1, 3, 5. Il y a là une modification opératoire qui n'est pas sans importance, et qui contribue à assurer la solidité de la suture; mais, d'un autre côté, je ne puis m'empêcher de faire remarquer que les bourgeons charnus qui naissent de la plaie viennent quelquefois s'engager dans la rainure centrale de la plaque, et que quelques précautions doivent être prises pour les en détacher sans effort.

Une constipation produite par le repos au lit, un régime léger, et surtout par les préparations d'opium, est indispensable au succès de la réunion des fistules vésico-vaginales; mais, lorsque les points de suture sont enlevés, cette constipation prolongée peut devenir la cause d'un malaise sérieux, et on doit la combattre soit par quelques lavements, soit par une faible dose d'huile de ricin. M. Atlee dit s'être bien trouvé, pour ramollir les matières fécales endurcies, de lavements avec la bile de bœuf : «C'est, dit-il, le meilleur dissolvant de ces matières; on mêle 30 grammes de bile fraîche à 60 ou 120 grammes d'eau chaude, et on administre un lavement.»

On peut, après l'ablation des fils, constater ou une réunion complète de la plaie, ou une diminution très-notable de la fistule, ou bien seulement l'existence d'un pertuis fistuleux. J'examinerai tout à l'heure ces deux dernières conditions; mais, au préalable, je vais don-

ner l'observation d'un cas de guérison de fistule vésico-vaginale opérée
par moi à l'aide du procédé de M. Bozeman. Ce fait a été recueilli par
M. Lesouef, interne distingué des hôpitaux.

**OBSERVATION Iʳᵉ.—Fistule vésico-vaginale consécutive à un accou-
chement. — Première opération de cystoplastie par glissement.
— Insuccès. — Seconde opération par la méthode américaine,
procédé de M. Bozeman. — Guérison avec réunion par première
intention.**

Marie Sauvage, brodeuse, âgée de 36 ans, née à Bordeaux, demeurant
à Paris, rue de la Michodière, 15, est entrée à l'hôpital Necker le 16
mars 1858, salle Sainte-Marie, n° 10, pour s'y faire opérer d'une fistule
vésico-vaginale.

Cette femme, maigre, brune, d'un tempérament nerveux, accoucha,
il y a trois ans et demi, de son premier enfant. La tête du fœtus resta
six heures au passage, et, lorsqu'elle fut extraite, les épaules séjour-
nèrent encore pendant trois ou quatre heures au détroit inférieur.

Il résulta de ce long travail une fistule vésico-vaginale large de
4 centimètres dans le sens transversal. Trois mois après cet accouchement, M. Follin opéra cette fistule selon le procédé de cystoplastie
habituellement suivi par M. Jobert de Lamballe. Cette opération eut
lieu devant MM. les Dʳˢ Noel, Thomas (de Tours), et Davonneau, de
Sainte-Maure. Les bords de la fistule avivés, le vagin fut détaché
de la lèvre antérieure du col, et cinq points de suture furent appliqués.
Mais, quatre jours après l'opération, survint une hémorrhagie abondante par l'urèthre, et, au bout de huit jours, on put constater que
la réunion de la fistule ne s'était pas faite. Toutefois la malade garda
une sonde à demeure pendant trois ou quatre mois, et à plusieurs reprises on cautérisa cette fistule soit avec le cautère actuel, soit avec
le nitrate d'argent ; tout cela fut inutile, et on abandonna le traitement.

Cette opération n'avait cependant pas été tout à fait inutile, puisque
la malade ne perdait plus son urine constamment et goutte à goutte
comme auparavant, mais seulement par intervalles ; cet écoulement
était moindre dans la position assise ou couchée que debout.

Cette malade, qui était retournée dans son pays, entra de nouveau à
Necker en mars 1859, pour se faire opérer, et on lui appliqua tout
d'abord une sonde à demeure.

Le 25 mars, on l'examina avec le spéculum Bozeman, qui soulève fortement la paroi postérieure du vagin, tandis que l'antérieure, qui regarde en haut, se présente dans les meilleures conditions pour l'exploration et les manœuvres chirurgicales. En effet, la malade est couchée en travers du lit ; la face antérieure du tronc regarde directement en bas ; le siége, tout à fait rapproché du bord du lit, est soutenu par les membres abdominaux fléchis à angle droit et légèrement écartés ; la partie supérieure du tronc est soutenue par les oreillers, sur lesquels la malade appuie ses deux bras.

Dans cette position, le vagin est à peu près horizontal ; sa paroi antérieure, isolée à l'aide du spéculum en gouttière, est mise largement à découvert et éclairée encore par la réflexion de la lumière sur le spéculum.

L'examen ainsi pratiqué fait voir une fistule légèrement oblique d'avant en arrière et de droite à gauche ; elle est située à 2 centimètres et demi du col utérin ; elle mesure 2 centimètres et demi transversalement, et 1 centimètre un quart d'avant en arrière. La lèvre postérieure de la fistule, qui est très-saillante, n'est éloignée du col utérin que de 1 centimètre et demi environ. La muqueuse vésicale fait un peu saillie à travers la fistule ; les bords sont parfaitement cicatrisés et légèrement rosés à la partie latérale gauche. A l'angle droit, on remarque une bride cicatricielle assez forte.

Le 28 avril, la malade est opérée par le procédé de Bozeman ; on la dispose sur le bord du lit de l'amphithéâtre dans la position ci-dessus décrite. L'opération est pratiquée devant MM. Verneuil et Blot ; on n'emploie pas le chloroforme.

1er *temps. Avivement des surfaces.* L'avivement est pratiqué de façon à n'intéresser que la muqueuse vaginale, et dans l'espace de 1 centimètre environ tout autour de la solution continuité. Vers l'angle droit de la fistule, la dureté presque cornée des tissus rend l'avivement un peu plus pénible. Cela fait, on lave le vagin et la vessie à grande eau, afin d'enlever le sang qui a dû tomber dans la vessie pendant l'opération.

2e *temps. Placement des fils.* M. Follin essaye d'abord de placer directement les fils d'argent, dans le but d'abréger l'opération ; mais la difficulté que cette modification présente l'engage à revenir, après avoir placé deux ou trois fils, au procédé indiqué par M. Bozeman, c'est-à-dire à passer d'abord des fils de soie qui servent de conducteurs aux fils métalliques. Ces fils ne sont éloignés les uns des autres que d'un demi-centimètre environ, de sorte que, sur cette malade, l'étendue de la solution de continuité, jointe à celle de la portion avivée, faisant une surface totale dont le plus grand diamètre atteignait 4 centimètres et demi environ, M. Follin a pu appliquer neuf points de suture.

Ces fils ont été soigneusement introduits dans l'épaisseur de la cloison vésico-vaginale sans pénétrer dans la vessie ; pour cela une aiguille courte, forte, presque droite, et montée sur un porte-aiguille à manche, est d'abord introduite à la limite extrême de l'avivement pratiqué à la surface vaginale de la lèvre antérieure ; l'aiguille chemine dans l'épaisseur de cette lèvre, et va ressortir tout près de son bord libre, et toujours par sa face vaginale ; l'aiguille est ensuite attirée au dehors, entraînant avec elle le fil dont elle était munie ; puis, après l'avoir replacée sur le porte-aiguille, on la dirige vers la lèvre postérieure de la fistule. Cette fois elle suit un trajet inverse : ainsi, pénétrant cette lèvre tout près de son bord libre et par sa face vaginale, elle chemine dans son épaisseur et va sortir, toujours du même côté, aux limites de la surface d'avivement.

De ce procédé découlent deux conséquences importantes : d'abord les lèvres de la fistule ne sont pas traversées de part en part ; l'urine ne peut donc pas s'écouler par les orifices qui livrent passage aux fils ; enfin les deux lèvres de la fistule s'unissent non par leur bord, mais largement par leur face vaginale, et l'anse du fil est disposée de manière à maintenir exactement cette coaptation.

3e *temps. Placement de la plaque de plomb.* Les neuf anses de fil d'argent une fois posées, on nettoie convenablement les parties, et à l'aide de petits crochets mousses de diverses formes, on réunit ensemble les fils appartenant à une même anse, puis on sépare toutes ces anses les unes des autres.

Cela fait, on applique la plaque de plomb qui doit protéger la surface de réunion de la fistule et servir de point d'appui aux viroles qui remplacent les nœuds des anses métalliques.

Cette plaque est une feuille de plomb peu épaisse, facile à tailler et à adapter à chaque cas particulier. La plaque dont se sert M. Follin a une forme ellipsoïde, elle mesure tout près de 5 centimètres dans son plus grand diamètre ; on pratique, à l'aide d'un poinçon, neuf trous dans le trajet de ce diamètre ; enfin, cette plaque étant assez malléable, on lui donne une forme particulière, indiquée par M. Bozeman : ainsi on façonne le milieu de cette plaque, la partie qui supporte la série de trous, de manière à lui imprimer à peu près la forme d'un demi-cylindre ; les deux parties latérales de cette plaque conservent leur forme plane. Puis on applique cette plaque de plomb en introduisant successivement dans chacun des neuf trous de la plaque les deux chefs de chaque anse de fil ; cette plaque est ensuite poussée, à l'aide d'instruments appropriés, jusque contre la surface du vagin ; lorsqu'elle est arrivée là, un petit instrument, représenté fig. 3, sert à appliquer très-fortement la plaque contre le vagin, tandis qu'on exerce une traction successivement sur chacune des anses de fil.

4e *temps. Placement des viroles de plomb.* Ce dernier temps se pratique en faisant glisser sur chaque anse, jusque contre la plaque, une petite virole de plomb longue d'un demi-centimètre environ ; lorsqu'elle est bien serrée contre la plaque, on l'aplatit fortement à l'aide d'un davier ; ces viroles remplacent avantageusement les nœuds qu'on pratiquait autrefois ; enfin on coupe avec des ciseaux l'excédant des fils.

Cette opération si compliquée, si remplie de minutieux détails, a duré trois heures et un quart. Immédiatement après, on plaça dans la vessie la sonde de Bozeman, petit cathéter en argent légèrement recourbé en *S* italique ; sa portion vésicale, qui regarde en haut et constitue environ un tiers de l'instrument, est percée d'une infinité de petits trous ; l'autre extrémité, qui regarde en bas, représente une gouttière à concavité supérieure.

Avant de rapporter cette malade dans la salle, M. Follin la fait mettre au bain pendant une demi-heure, afin de donner quelque calme à ces parties irritées par la longue application des instruments. Au bout de ce temps, cette femme est ramenée à son lit ; on l'engage à rester immobile sur le dos et à réprimer tout effort de miction ou de défécation ; un urinoir reçoit le liquide qui s'écoule de la sonde ; les jambes sont maintenues dans une demi-flexion à l'aide d'un coussin placé sous les jarrets, et préservées du poids des couvertures par un cerceau.

La malade, déjà remplie d'inquiétude sur le succès de l'opération et fatiguée par la position qu'elle a conservée pendant trois heures un quart, est en proie à un éréthisme nerveux qui se manifeste par des pleurs et des ris se succédant sans motif.

Elle prend, dans l'après-midi, deux pilules de 0,05 d'extrait thébaïque chacune ; malgré cela, elle est tourmentée par un ténesme vésical incessant, qu'elle ne peut réprimer, et qui est assez énergique pour chasser parfois la sonde hors de la vessie. En même temps, il s'écoule du sang par la sonde, qui est, à chaque instant, obstruée par des caillots, ce qui redouble encore le ténesme.

A quatre heures, M. Follin voit la malade et prescrit la potion suivante : eau de laitue, 150 gr.; sirop d'éther, 15 gr.; sirop diacode, 15 gr.

La malade prend un peu de potage et passe une nuit plus calme.

Le 29 avril, ténesme vésical, urine toujours chargée de sang, par la dissolution de quelques caillots qui, durant l'opération, avaient pénétré du vagin dans la vessie. — Même prescription.

Le 30. Le ténesme a presque disparu, l'hémorrhagie continue à être aussi marquée. La malade témoigne le désir de manger; on lui permet, outre les potages, des aliments solides, tels que poulet ou côtelette. — On supprime la potion, et on prescrit 0,05 d'extrait thébaïque en 2 pilules.

1er mai, même état. — Opium, 0,05; vin de quinquina, 125 gr.

Le 2, disparition du ténesme, l'hémorrhagie diminue un peu. — Injection d'eau fraîche dans le vagin; on en injecte aussi une petite quantité, et avec précaution, dans la vessie; même prescription.

Le 3, l'urine est limpide et sans mélange de sang. — Injection vaginale; même prescription.

Du 4 au 7, tous les jours on fait une injection vaginale, et on ne découvre pas de trace d'urine par la fistule.

Le 7. On examine le vagin avec précaution, et on ne voit ni rougeur ni tuméfaction autour de la plaque; un peu de vaginite. Il a fallu aussi nettoyer la sonde, qui s'était encrassée à l'intérieur; on s'est servi, pour cela, d'une solution concentrée de potasse caustique, qui l'a parfaitement nettoyée.

Quant à l'état général de la malade, il n'a jamais présenté de véritable mouvement fébrile. Cette femme se plaint de migraine, de bouffées de chaleur, phénomènes liés à son tempérament nerveux et à la chloro-anémie; enfin elle éprouve du malaise et elle manque d'appétit, ce qu'expliquent sans peine un long séjour au lit et le décubitus dorsal.

Le 8. Il se fait, dans la nuit, par l'urèthre une hémorrhagie assez abondante pour déterminer une syncope; cependant l'urine avait cessé de contenir du sang depuis le 3.

Le 9. On se propose d'enlever les points de suture, au moment où, le onzième jour depuis l'opération, on aperçoit à la vulve le caillot de l'hémorrhagie qui a eu lieu la nuit dernière; il est moulé sur la vulve et envoie un prolongement vers l'urèthre.

M. Follin procède néanmoins à l'ablation de la plaque et des fils; pour cela il divise, à l'aide de longs ciseaux, les fils entre la virole et la plaque, et pour faciliter l'opération, à mesure que trois ou quatre fils sont détachés, il enlève la portion de plaque qui les soutenait en la coupant avec des ciseaux. Lorsque la plaque est complétement enlevée, la portion d'anse qui reste dans l'épaisseur des tissus est saisie et extraite avec des pinces longues et fines.

Aussitôt que la plaque fut enlevée et les parties nettoyées avec soin, on put voir que la réunion de la fistule était complète; un seul point de suture s'était un peu ulcéré vers la partie moyenne de la lèvre postérieure, mais cette ulcération était superficielle et ne communiquait pas avec la vessie.

On supprime l'opium, on engage la malade à s'alimenter autant que possible; vin de quinquina, 125 grammes. M. Follin prescrit l'eau de Vichy, autant pour stimuler les fonctions digestives que pour diminuer l'acidité de l'urine.

Le 10. Il n'y a pas eu de garde-robe depuis que l'opération a été pratiquée; aujourd'hui, que les efforts qui accompagnent la défécation n'inspirent plus de crainte sérieuse, on donne un lavement simple, qui détermine plusieurs selles. La malade est sondée, toutes les deux heures environ, avec une sonde ordinaire en gomme élastique; la nuit, on lui applique à demeure la sonde de Bozeman.

Le 12. Injection vaginale de décoction de ratanhia, cautérisation du point ulcéré avec le nitrate d'argent.

Le 14, même injection, nouvelle cautérisation.

Depuis le 11, on ne met plus de sonde de Bozeman la nuit, la malade se sonde elle-même trois ou quatre fois. — Même prescription; sirop d'iodure de fer, 3 cuillerées; bain simple.

Le 16, même prescription. La malade ne se sonde plus, elle urine seule; elle n'a pas perdu une goutte d'urine par la fistule depuis l'opération, elle n'a pas eu la moindre incontinence depuis qu'elle ne se sert plus de sonde.

Le 20. La malade se lève depuis trois jours, elle se promène aujourd'hui dans le jardin; pas d'incontinence d'urine. — Même prescription, bain sulfureux.

Le 25. La malade sort après avoir pris encore un bain sulfureux. On pratique un dernier examen au spéculum Bozeman; la plaie de la fistule est occupée par une cicatrice rosée, solide.

Cette femme a été revue une quinzaine de jours après sa sortie de l'hôpital, au moment où elle allait quitter Paris pour retourner à Bordeaux; la guérison se maintenait parfaitement bien.

Voilà un exemple remarquable de guérison de fistule vésico-vaginale par réunion primitive des bords avivés; mais ces faits-là ne sont pas rares aujourd'hui, et il suffit, pour s'en convaincre, de parcourir les observations publiées par MM. Bozeman et Baker-Brown, et dont j'ai donné plus loin le résumé. Ce cas met aussi très-bien en relief les principales indications de la nouvelle méthode : l'avivement sur la seule surface vaginale de la fistule, l'emploi de sutures métalliques et le passage des fils dans la paroi vésico-vaginale sans pénétrer dans la vessie.

Il s'est agi jusqu'alors de fistules vésico-vaginales simples; mais l'on sait combien les solutions de continuité sont variables dans leur *forme*, dans leur *étendue*, dans leur *siége*, dans leurs *complications*. Il peut naître de là des indications nouvelles; mais en tout cas la méthode américaine s'abstient de ces larges débridements qui, dans ma pensée, ne peuvent pas être sans quelque influence fâcheuse sur la gravité de cette opération. Je vais passer rapidement en revue quelques-unes de ces complications, pour bien faire comprendre les règles qui ont servi de guide au chirurgien dans ces cas difficiles.

Il y a certaines fistules qui sont compliquées d'une *protrusion excessive de la muqueuse vésicale*, et cette membrane tend à venir à chaque instant se placer sous le bistouri de l'opérateur. On peut obvier à cet accident en introduisant dans la vessie une éponge qui remplit cette cavité et maintient sa muqueuse réduite. Dans ce cas, comme dans des cas plus simples, pour fournir un point d'appui à l'opérateur pendant l'avivement, on pourrait peut-être faire usage d'un procédé que je n'ai pas employé sur le vivant, mais qui, *a priori*, me paraît avoir quelques avantages. On pourrait introduire très-facilement par l'urèthre, dans la vessie, un de ces ballons très-minces, en caoutchouc, que construit M. Gariel. Ces petites vessies sont munies d'un tube qui sert à les dilater par insufflation, et de la sorte on amènerait très-bien en vue l'orifice de la fistule; de plus, les bords de cet orifice sont soutenus par le ballon, sur lequel ils reposent, et l'on pourrait procéder avec facilité à leur avivement.

Quelques fistules sont compliquées de *brides,* d'*adhérences,* qui rapprochent l'une de l'autre les parois vaginales, masquent souvent la fistule, et ne permettent pas l'application facile des instruments. C'est toujours avant l'opération définitive qu'il faut détruire ces brides cicatricielles ; cet élargissement du vagin ne doit jamais être pratiqué en même temps que l'avivement et la suture de la fistule. Ainsi, quand la lèvre antérieure de la fistule sera adhérente au pubis, il faudra, quelque temps avant l'opération principale, détacher cette adhérence, panser à plat la surface incisée, et ne procéder que plus tard à l'oblitération de la fistule.

La méthode américaine, en procédant ainsi, s'abstient de tous ces décollements destinés à relâcher les parties, lorsque les sutures sont en place ; elle évite avec soin tout ce qui peut amener une effusion trop grande de sang et des désordres plus grands encore du côté du péritoine.

L'*étroitesse du vagin* est assez souvent un obstacle à l'introduction des instruments et à la facilité du manuel opératoire. On doit la combattre alors par l'application journalière d'éponges convenablement préparées pour dilater peu à peu ce canal. On arrive ainsi, par une dilatation progressive, à pouvoir manier dans le vagin des instruments assez volumineux.

Une complication plus grave résulte de l'*ouverture des uretères sur les bords de la fistule.* C'est là une cause très-sérieuse d'insuccès, et on l'observe assez fréquemment pour devoir appeler sur ce point l'attention des chirurgiens. Tout récemment j'ai constaté cette disposition sur une femme qui a succombé dans mon service, au moment où je me disposais à l'opérer. Mais le fait que je vais raconter est encore remarquable à un autre point de vue, car l'insertion de l'uretère au milieu du tissu cicatriciel de la fistule avait contribué à rétrécir très-notablement ce canal, et à provoquer peut-être, par rétention de l'urine, une pyélite et des accidents d'une gravité plus grande. Je vais donner de suite un exposé de ce fait.

OBSERVATION II. — **Fistule vésico-utéro-vaginale, à la suite d'un troisième accouchement. — Accidents cérébraux avant l'opération. — Mort, autopsie.**

Lucie Vincent, 29 ans, entre à l'hôpital Necker, le 15 avril 1859, salle Sainte-Marie, n° 7.

Cette femme, d'un embonpoint médiocre, blonde, portant le cachet d'une constitution scrofuleuse, est accouchée, il y a six mois, de son troisième enfant ; les couches précédentes n'avaient rien présenté d'a-nomal ; cette fois, par suite de la négligence d'une sage-femme, la tête est restée quatre jours au passage.

Cette malade entre à l'hôpital pour une fistule vésico-utéro-vaginale, avec un érythème des régions voisines, produit par le contact inces-sant de l'urine.

On lui prescrit divers moyens thérapeutiques préparatoires, tels que bains, sonde à demeure, et on se propose de l'opérer d'un jour à l'autre.

Jusqu'au 5 mai, elle ne présente dans sa santé aucun trouble qui at-tire l'attention ; elle a peu d'appétit, se plaint d'avoir l'estomac embar-rassé, mais elle n'a pas de fièvre et mange une quantité suffisante d'aliments.

Le 5 mai, comme on se proposait de l'examiner avec soin avant de l'opérer, on remarque qu'elle a tous les symptômes de l'embarras gas-trique : langue large et blanche, pesanteur d'estomac, nausées, céphal-algie, un peu de fièvre. — On prescrit 0,05 d'émétique en lavage.

Le 6. Hier et aujourd'hui la malade a eu de nombreuses selles et des vomissements abondants ; elle rend le 6, par le vomissement, deux vers lombrics d'un décimètre de longueur.

Le 7. Vomissements composés de matières bilieuses, mais moins fré-quents ; ni toux ni douleurs dans la poitrine ; l'abdomen n'est ni dou-loureux ni ballonné ; cependant il y a de l'abattement ; le pouls est petit et fréquent.

Le 8. La malade est en proie à une grande prostration ; les yeux sont hagards et regardent à droite ; la face est grippée et les traits paraissent déviés vers la droite. La malade grince des dents et marmotte quelques paroles entre ses lèvres. La déviation de la face vers la droite n'est pas constante ; elle existe à l'état de repos, et n'est pas exagérée par la pa-role. Elle paraît se rattacher à une contracture du côté droit, plutôt qu'à une hémiplégie du côté gauche.

La malade semble étrangère à ce qui l'entoure ; cependant, en la questionnant avec instance, elle répond d'une voix faible, mais avec lucidité. Elle dit ne souffrir nulle part, et se trouve mieux que les jours précédents. Les membres du côté droit sont en état de résolution ; ceux du côté gauche sont contracturés, ainsi que le sterno-mastoïdien du même côté, de sorte que la face regarde constamment à droite. La sensibilité persiste partout, autant qu'on peut s'en assurer ; peau chaude ; pouls serré, petit, à 138. — On prescrit une potion avec 1 gramme de musc et des sinapismes aux mollets.

Le 9. Même état. — Application de 2 vésicatoires à la face interne des cuisses.

Le 10. Résolution générale. Mort à huit heures du soir.

Autopsie le 12 mai, à neuf heures du matin.

Cavité encéphalique. Un peu d'injection dans les veines de la dure-mère ; aucune autre lésion dans l'arachnoïde, la pie-mère, la substance cérébrale.

Cavité thoracique. Cœur et poumons sains.

Cavité abdominale. L'estomac, les intestins, la rate et le foie, sont à peu près comme à l'état normal ; mais, à la face antérieure du pancréas, on trouve une tumeur du volume du poing. Cette tumeur soulève la paroi postérieure de l'arrière-cavité des épiploons, où elle vient faire saillie derrière l'estomac ; mais l'examen de ce viscère montre qu'il n'a subi aucune compression ayant du moins laissé de trace appréciable. En incisant la tumeur, on en fait sortir une bouillie d'un blanc grisâtre, grumeleuse ; à sa base se trouvent deux ou trois autres petites tumeurs communiquant avec elle, et remplies d'une même substance. Le tissu du pancréas, considérablement distendu en l'un de ses points, paraît constituer la paroi de ces kystes, qui se seraient développés dans son épaisseur.

Les reins ont leur volume normal ; mais le tissu cellulaire périnéphrétique n'a pas sa laxité habituelle, et il est difficile d'énucléer ces organes, comme cela se fait ordinairement ; leur coloration est plus foncée que d'habitude. Cependant les substances corticale et tubuleuse ont leur aspect normal. Les bassinets sont très-injectés et élargis ; ils contiennent de l'urine mêlée de pus. Ces altérations sont bien plus marquées pour le rein droit, dont le bassinet est augmenté aux dépens de la substance propre du rein qu'il refoule.

Les organes génitaux externes n'offrent rien de particulier. Au fond du vagin, à 3 centimètres du méat urinaire, et sur la paroi vaginale antérieure, se trouve une ouverture elliptique à grand diamètre transverse, faisant communiquer la vessie et le vagin ; la lèvre antérieure du col, amincie, déchiquetée, forme la demi-circonférence postérieure de cette ouverture. Les bords de l'orifice sont occupés par une cicatrice qui réunit les muqueuses de la vessie et du vagin ; sur aucun point, les bords de la fistule ne sont ulcérés ; quelques bourrelets de la muqueuse vésicale font saillie à travers son orifice.

Cette fistule mesure 3 centimètres de diamètre transverse, et 2 centimètres dans son diamètre antéro-postérieur.

Les uretères s'ouvrent tout près du bord cicatriciel de la fistule, le droit tout à fait au bord, le gauche un peu au-dessus, vers la vessie. L'orifice de l'uretère droit est très-rétréci, et, en comprimant un peu la portion voisine de sa terminaison, on en fait sortir de l'urine purulente ; celui du côté gauche est à peu près normal et ne laisse couler que de l'urine. Tout l'ensemble de la fistule est d'une couleur rouge violacée, que la macération dans l'alcool a depuis fait disparaître.

A droite et au-dessus de la fistule, se voient deux orifices larges de 1 centimètre environ, dont l'un se termine en cul-de-sac, à 2 centimètres de profondeur, dont l'autre se prolonge assez loin dans le tissu cellulaire du ligament large ; l'un et l'autre renferment du pus.

La vessie est petite.

L'ovaire et ses trompes ne présentent aucune altération. L'utérus est fortement fléchi en avant ; cette antéflexion est marquée sur le péritoine par des plis très-distincts.

Les accidents qui ont amené la mort de cette malade ont quelque chose d'étrange et ne peuvent être attribués ni à des lésions cérébrales qui n'existaient pas, ni à ces ganglions tuberculeux et ramollis qu'on a trouvés près du pancréas. Ne peut-on pas alors les rattacher à une intoxication urémique qui a pris naissance dans une pyélo-néphrite purulente et dans une rétention incomplète d'urine dans le rein droit, suite du rétrécissement de l'uretère compris dans la cicatrice de la fistule ? Cela nous paraît assez probable, et, dans ce cas, les accidents nerveux qui ont terminé la vie de notre malade seraient simplement des accidents urémiques du genre de ceux qu'on connaît déjà.

M. Pollock (1), chirurgien de l'hôpital Saint-Georges, à Londres, a aussi perdu, après des phénomènes analogues à ceux mentionnés dans le fait qui m'est propre, une malade opérée de la fistule vésico-vaginale depuis douze jours. Malheureusement les détails de ce cas font défaut. On sait seulement qu'après l'opération la malade s'affaiblit, que

---

(1) *Medical times and gazette,* 26 mars 1859.

son urine devint alcaline et fétide, que des contractures se manifestè-
rent, et que la mort arriva dans le coma. On put constater à l'autopsie
une dilatation considérable du rein, dont la substance propre était
atrophiée, et le bassinet dilaté par plusieurs calculs. La réunion des
bords de la fistule était d'ailleurs des plus satisfaisantes. Ainsi, dans ce
cas, on ne trouve de lésions que du côté des reins, et les phénomènes de
contracture et de coma ressemblent bien à ceux de l'intoxication urémique. On ne peut cependant absolument rien conclure d'un pareil
fait, et l'on doit se borner à rechercher quelle peut être l'influence
de certaines lésions des fistules vésico-vaginales dans la production des
désordres rénaux.

Mais, pour en revenir à l'ouverture de l'uretère sur les bords de la
fistule, il faut tenir grand compte de cette complication quand on doit
opérer des fistules vésico-vaginales ; car si, par malheur, on venait à
comprendre l'ouverture de l'uretère dans la réunion des bords avivés
de la fistule, il pourrait survenir des accidents sérieux qui compromet-
traient le succès de l'opération. M. Bozeman, dans le but d'éviter ces
accidents, a fait connaître un procédé qui peut rendre ici de véritables
services. Dans un cas où les uretères s'ouvraient sur les bords de la
fistule, il aviva ces bords, coupa les uretères, et les fendit du côté de la
muqueuse vésicale dans l'étendue d'un quart de pouce, pour rejeter
l'entrée de l'urine dans la vessie à une certaine distance des bords rapprochés de la fistule. Le succès qui suivit cette opération doit engager
à mettre en pratique cette ingénieuse modification opératoire.

Nous n'avons parlé jusqu'alors que des fistules vésico-vaginales
simples ; mais très-souvent le col utérin est compris dans la lésion, et
l'on a dû rechercher si l'existence d'une fistule vésico-utéro-vaginale
ou vésico-utérine commandait des procédés nouveaux. On pourrait
croire, en lisant la brochure de M. Bozeman (1856), que les diverses
espèces de fistules, dont ce chirurgien a fait sans raison cinq catégo-
ries, exigent des modifications profondes dans le manuel opératoire ;
il n'en est rien toutefois, et la lecture des observations ne tarde pas à
convaincre qu'avec de légers changements, l'ensemble de la méthode
est aussi bien applicable aux fistules vésico-utéro-vaginales qu'aux fistules vésico-vaginales.

Ainsi, quand on opère une fistule vésico-utéro-vaginale, la situation
profonde des parties malades peut forcer le chirurgien à abaisser
l'utérus à l'aide d'érignes ; mais cet abaissement s'opère sans dés-

ordre du côté des organes. Quant à l'avivement du col utérin, au lieu de le faire obliquement, on aura soin qu'il soit perpendiculaire à l'axe de ce col. Les sutures, dont l'introduction est quelquefois rendue pénible par la dureté des parties, doivent d'abord être placées sur le bord utérin de la fistule. Enfin la plaque de plomb, qu'on emploie dans le procédé de M. Bozeman pour recouvrir la solution de continuité, doit être taillée de façon à laisser des échancrures sur les points où peut s'exercer quelque frottement. Mais, en résumé, il n'y a dans tout cela aucun principe nouveau ; tout se borne à des détails qui ne modifient en rien les points essentiels de la méthode.

Puisque je parle ici des fistules vésico-utéro-vaginales, il n'est pas sans importance de faire connaître un procédé qu'un chirurgien américain, M. Pancoast (1), a mis quelquefois en usage, lorsque les bords de la fistule ont une épaisseur considérable, comme dans le cas de fistules vésico-utéro-vaginales. L'auteur conseille même d'augmenter l'épaisseur de ces bords par des applications répétées de nitrate d'argent ou de cautère actuel. Quoi qu'il en soit, supposons qu'on ait à opérer une de ces fistules vésico-utéro-vaginales dans lesquelles le col utérin forme le bord postérieur de l'ouverture : M. Pancoast conseille alors de fendre la lèvre postérieure de la fistule dans la profondeur d'un demi-pouce, puis d'aviver l'autre bord de la fistule à la fois du côté vésical et du côté vaginal dans l'étendue de trois quarts de pouce ; ensuite on doit emboîter ce bord antérieur de la fistule dans la rainure de la lèvre postérieure, et réunir les parties à l'aide d'une suture particulière, qu'il a proposée déjà pour quelques opérations autoplastiques (*American journal of the medical sciences,* octobre 1842). M. Pancoast, qui a obtenu deux succès par ce procédé, recommande de laisser les fils en place pendant une quinzaine de jours au moins. On comprend que ce procédé de réunion par mortaise exige une longue application des moyens de suture ; on ne doit pas non plus s'attendre toujours à une réunion complète par première intention, mais à une de ces réunions qui ne laissent plus que des trajets fistuleux, faciles à combler par un emploi méthodique de la cautérisation. En somme, c'est là un procédé tout à fait exceptionnel ; mais il peut, dans certains cas, rendre des services réels en appliquant largement l'une contre l'autre les surfaces avivées.

____

(1) *Médical examiner,* may 1857.

IV.

Lorsqu'on opère par la méthode la mieux combinée une fistule vésico-vaginale, on n'arrive pas toujours du premier coup à une guérison radicale, comme dans l'observation que j'ai citée plus haut ; on
n'obtient quelquefois qu'une diminution plus ou moins grande de la
solution de continuité, ou l'on réduit l'ouverture à un trajet fistuleux très-étroit. Mais, avant d'examiner la conduite que le chirurgien
doit suivre dans ces deux derniers cas, il est bon de mentionner un
accident qui peut masquer une guérison radicale ; je veux parler
d'une incontinence d'urine qui résulte d'une dilatation anomale du
méat et du canal urinaire par le séjour de la sonde. Cette incontinence
n'est que temporaire ; elle cède assez souvent à des moyens simples, à
des injections froides ou à des doses légères de teinture de cantharides.
Mais, pour éviter un semblable accident, surtout si l'urèthre est aminci
et diminué d'étendue, on doit faire usage de cathéters d'un poids très-
faible, en aluminium, par exemple, et l'on peut même disposer la
plaque que traversent les fils métalliques, de façon à lui faire supporter
en grande partie le poids de la sonde. Il suffit pour cela d'allonger un
peu la partie antérieure de cette plaque, de la découper en crochet, et
de faire reposer sur elle le cathéter.

J'ai dit que quelquefois le seul résultat de l'opération était une diminution notable dans la solution de continuité ; mais cette amélioration
sur l'état antérieur est souvent très-satisfaisante et doit encourager le
chirurgien dans de nouvelles tentatives. On ne doit jamais désespérer
de la guérison, car la persévérance dans l'emploi d'une suture méthodique et la combinaison de moyens variés conduisent tôt ou tard à une
cure radicale.

Il est utile, à ce propos, de faire remarquer que les opérations secondaires ne doivent pas, si la santé générale de la malade est assez bonne,
être pratiquées à une longue distance de la première opération ; dès
qu'on a constaté un insuccès ou une simple amélioration, il faut tout
disposer promptement pour une nouvelle opération. On verra plus loin,
dans le relevé des faits de MM. Bozeman et Baker-Brown, que ces opérations secondaires ont souvent été pratiquées de cinq à huit jours de
distance les unes des autres. On ne comprend pas en effet pourquoi,
comme nous l'avons vu souvent, on laisse ces malades attendre des

mois entiers une opération simple, peu douloureuse, sans gravité, et qui doit achever leur guérison.

Dans des cas assez fréquents, il ne reste d'une assez large perforation vésico-vaginale qu'un trajet fistuleux très-étroit; un stylet fin peut seul traverser ce reste de la fistule, et quelquefois même on éprouve une certaine difficulté à conduire ce stylet à travers ces conduits obliques et sinueux. Ainsi j'ai vu des malades se plaindre d'un écoulement d'urine par le vagin, et cependant l'œil ne découvrait aucun orifice ; pour se convaincre de l'existence et de la position du trajet morbide, il fallait injecter dans la vessie soit du lait, soit de l'eau tiède colorée par de l'encre.

Lorsqu'on arrive à constater ce dernier terme de la perforation vésico-vaginale, on ne doit pas avoir recours à une nouvelle opération par la suture, et l'on trouve dans une cautérisation méthodique un moyen qui peut réussir lorsqu'il est appliqué suivant les règles que je vais indiquer.

La cautérisation appliquée à la surface cicatricielle d'une fistule vésico-vaginale a pour but de détruire cette cicatrice et de créer une surface granuleuse dont les bourgons charnus, en se réunissant, rétréciront la solution de continuité. Il est donc naturel de penser que, si l'ouverture est large, les bourgeons charnus ne pourront pas se rapprocher assez pour oblitérer la fistule. Cependant ce résultat s'obtient quelquefois peu à peu par l'agglutination progressive des bourgeons charnus situés aux angles de la fistule. De là vient cette recommandation importante de cautériser surtout les angles de la fistule; mais il ne faut pas se dissimuler que, dans le cas de larges ouvertures, le succès est rare, souvent fort long à se faire attendre, et que ces cautérisations répétées ne sont pas, comme on l'a prétendu, un moyen inoffensif. En effet, si, comme dans un cas cité par Chelius, on est obligé de pratiquer plus de trente cautérisations, on court le risque de développer sur les bords de la fistule des indurations cicatricielles, peu favorables à la réunion des parties ; aussi la lecture attentive des observations, et mon expérience personnelle, m'ont prouvé que la plupart des fistules guéries par la cautérisation n'avaient qu'un diamètre assez petit.

Il me paraît donc rationnel de recommander seulement la cautérisation dans les cas de trajets fistuleux étroits, et d'appliquer aux fistules plus larges l'avivement et la suture, suivant la méthode que j'ai décrite plus haut.

D'ailleurs, si la cautérisation, dans ces conditions-là même, ne donne pas toujours des succès, il faut l'attribuer surtout à un emploi peu méthodique de ce moyen. Ainsi il faut toujours faire usage de caustiques qui aviveront la partie vaginale de la fistule sans agrandir la partie vésicale de cette ouverture; l'azotate d'argent, facile à tailler en crayons fins, le cautère actuel sous la forme de tiges minces, sont les deux meilleurs caustiques à employer dans ce cas. On a récemment publié (1) un cas de guérison de fistule vésico-vaginale par l'application d'ammoniaque caustique sur les bords de l'ouverture. La malade, âgée de 26 ans, était depuis plus d'un an tourmentée par tous les accidents de la fistule vésico-vaginale. On plaça un cathéter en permanence dans la vessie, et on toucha de temps en temps les bords de la fistule avec de l'ammoniaque caustique; la guérison ne tarda pas à arriver. Ce moyen me paraît pouvoir convenir à certains trajets fistuleux très-étroits, dans lesquels l'ammoniaque pénètre par capillarité. Mais pour d'autres cas je donne la préférence aux caustiques solides, et je veux particulièrement appeler l'attention sur un mode de cautérisation qui possède ici d'incontestables avantages; c'est la cautérisation galvanique.

On sait que le cautère galvanique peut être d'un très-petit volume, qu'on l'introduit froid dans les parties, qu'on élève alors la température, et qu'on peut enlever ensuite ce cautère lorsqu'il a perdu toute sa chaleur. La cautérisation des trajets fistuleux doit, dans ces conditions, se faire très-facilement et avec une précision extrême; des exemples sont d'ailleurs là pour le prouver. Ainsi M. Nélaton (2) a guéri, par trois cautérisations galvaniques, à un mois de distance, une fistule vésico-vaginale du bas-fond de la vessie; M. Snow-Beck (3) s'est aussi servi avec utilité du cautère électrique dans un cas semblable; enfin j'ai obtenu par la cautérisation galvanique la cure définitive d'une fistule déjà considérablement diminuée par les sondes à demeure et le repos au lit.

La cautérisation, qui ne donnera jamais que de rares guérisons et qu'on ne doit véritablement appliquer qu'à des fistules vésico-vaginales étroites, peut être combinée à certains procédés de suture. Ainsi M. Snow-Beck, après avoir détruit avec la cautérisation électrique les

---

(1) *The Lancet*, 24 décembre 1859.
(2) *Bulletin de thérapeutique*, t. LIII, p. 414; 1857.
(3) *Medical times*, avril 1857.

bords calleux d'une fistule vésico-vaginale très-ancienne, gratta l'eschare et réunit les bords fistuleux ainsi avivés à l'aide d'épingles à sutures et de fils jetés sur ces épingles; la réunion s'opéra; et la fistule guérit.

On trouve, dans une observation publiée par M. Debout (1), une semblable combinaison de la cautérisation et de la suture. Une femme, après un travail de trois grands jours, eut des accidents de rétention d'urine et sentit une tumeur qui faisait saillie hors de la vulve. Au bout de trente-six heures, une crevasse se fit à la partie antérieure de cette tumeur, et l'urine s'écoula au dehors. Il existait en même temps un prolapsus utérin, et au tiers supérieur, vers la gauche, on constatait une ouverture fistuleuse de la dimension du méat urinaire ; cette ouverture était rouge et incrustée de dépôts calcaires. Le périnée était rompu.

La malade était accouchée depuis trois mois, quand M. Debout la vit. Il la soumit, pendant une quinzaine de jours, à des soins de propreté, et, au bout de ce temps, attaqua et détruisit, avec l'azotate d'argent, la muqueuse de la fistule vésico-vaginale. Il appliqua en même temps un pessaire du volume du poing pour soutenir le prolapsus utérin, et plaça une sonde de gomme élastique dans l'urèthre. Pendant cinq jours, M. Debout fit chaque matin une cautérisation de la fistule, après avoir enlevé le pessaire et fomenté les parties malades. Enfin, le sixième jour, le trajet et les bords de la fistule étant complétement avivés par le caustique, il posa sur l'ouverture fistuleuse une serre-fine coudée, autour des mors de laquelle il jeta une anse de fil pour la fermer solidement. Le dixième jour, il coupa la ligature, et, deux jours après, enleva la serre-fine : la malade était guérie. La rupture du périnée fut aussi traitée par la cautérisation et l'application d'une forte serre-fine.

On doit associer à toutes les formes de cautérisation le repos au lit, les sondes à demeure, etc. etc. D'ailleurs, quand la cautérisation est faite à une époque assez rapprochée de la grossesse, les conditions de la vitalité du vagin sont plus favorables que plus tard à la cicatrisation des parties.

Si la cautérisation compte quelques succès sérieux, il en est de même de moyens plus simples encore, tels que le repos au lit et l'application régulière de sondes à demeure. D'assez nombreuses observations ap-

____

(1) *Bulletin de thérapeutique*, t. LIII, p. 64; 1857.

prennent que quelques fistules vésico-vaginales guérissent seules, lorsqu'après l'accident on les place dans des conditions favorables à l'ad-
hésion des parties. J'ai vu deux fistules vésico-vaginales assez larges
guérir par la seule application régulière des sondes à demeure ; mais,
pour arriver à un résultat aussi heureux, il faut bien comprendre la
physiologie pathologique de ces fistules, et savoir diriger leur cicatrisation.

Les fistules vésico-vaginales, accident dû presque toujours à l'ignorance des sages-femmes, succèdent à la chute d'une eschare produite
par la compression de la tête du fœtus. Or, à la chute de cette eschare,
on trouve les bords de la solution de continuité couverts d'une surface
granuleuse de bourgeons charnus assez bien disposés pour une réunion
secondaire ; c'est alors qu'il faudrait favoriser cette réunion par le
repos au lit, par l'application régulière des sondes, par de légères cautérisations aux angles de la solution de continuité, enfin par tous les
moyens de propreté qu'on emploie dans le traitement des plaies sup-
purantes. Mais ces règles d'une thérapeutique en rapport avec les
conditions anatomiques de l'accident ne sont guère suivies par les malades ; trop souvent j'ai pu constater que ces femmes, peu de temps
après l'accouchement, se levaient, ne gardaient aucun cathéter dans la
vessie, enfin laissaient, sans rien faire, les bords de la solution de continuité se recouvrir d'une couche cicatricielle. Cependant j'ai la conviction qu'on pourrait guérir un certain nombre de fistules vésico-vaginales par l'emploi méthodique des moyens simples que je viens
d'indiquer, et que dans tous les cas on obtiendrait une diminution notable dans l'étendue de l'ouverture fistuleuse.

Si on laisse passer cette première période de la fistule, les deux muqueuses vésicale et vaginale se soudent, la guérison spontanée est impossible, et il faut avoir recours à une opération compliquée.

Les ressources de la cicatrisation spontanée et d'une cautérisation
méthodique se voient très-nettement dans l'observation qui va suivre.

**OBSERVATION III. — Fistule vésico-vaginale consécutive à l'ac-
couchement. — Traitement par le repos au lit, la sonde en permanence, la cautérisation galvanique. — Guérison.**

Leblanc (Marie-Françoise), âgée de 28 ans, cuisinière, est accouchée
pour la première fois il y a deux ans ; elle est restée vingt-quatre
heures en travail, et l'enfant est venu mort. Au bout de huit jours, elle

était complétement rétablie. Cette femme est accouchée pour la seconde fois le 29 novembre 1858 ; le travail a encore été plus pénible.
Le 27 au matin, les douleurs ont commencé, et l'accouchement ne s'est
terminé qu'à deux heures du matin le 29, après plusieurs applications
de forceps. L'enfant est venu vivant et a continué à se bien porter.

Il y eut après l'accouchement une perte légère, qu'on arrêta par des
réfrigérants. Pendant huit jours, la malade resta couchée ; elle urinait
difficilement, et une sage-femme ignorante crut devoir lui prescrire
alors une tisane de chiendent pour la faire uriner.

Le 4 décembre, elle s'aperçut qu'elle était mouillée par de l'urine
qui s'écoulait du vagin, et un médecin, qui fut consulté, engagea
cette femme à entrer à l'hôpital. Elle ne s'y fit admettre que le 17, et
vint seulement le 19 dans ma salle de chirurgie à l'hôpital Necker.

Cette femme se plaint seulement d'un écoulement continuel et invo-
lontaire d'urine par la vulve. Les grandes lèvres et la partie voisine des
fesses sont recouvertes de rougeurs et d'excoriations superficielles, ré-
sultant du passage de l'urine. L'examen au spéculum me fait voir, immédiatement au devant du col utérin, une ouverture transversale,
mesurant 3 centimètres dans son plus grand diamètre, et se réunissant
en arrière à une solution de continuité verticale qui sépare en deux
parties la lèvre antérieure du col. Les bords de cette fistule sont rouges,
granuleux, comme dans une plaie récente ; une sonde pénètre facilement, par cette ouverture, dans la vessie.

On place une sonde à demeure dans la vessie, et la malade prend un
bain tous les jours.

27 décembre. Un nouvel examen de la malade à l'aide du spéculum
Bozeman fait constater une notable diminution dans la lèvre antérieure
du col utérin ; la plaie qui divise cette lèvre est réduite de moitié environ. La fistule vésico-vaginale est aussi très-sensiblement rétrécie,
car la sonde d'argent des trousses n'y pénètre plus avec aisance. —
Sonde à demeure, bains quotidiens.

6 janvier 1859. La diminution de la fistule continue toujours ; cette
ouverture n'a guère plus de 1 centimètre. On applique la sonde ; la malade se sent à peine mouillée.

Le 7. Cautérisation du trajet fistuleux avec le crayon d'azotate d'argent finement taillé en pointe ; je cautérise surtout la partie vaginale
de la fistule et son trajet, sans atteindre la partie vésicale.

Le 9. La malade s'est à peine sentie mouillée la nuit dernière.

Le 10. La malade a imprudemment retiré la sonde pendant la nuit, parce que cette sonde, dit-elle, la faisait souffrir; elle n'a pas uriné cependant. On place de nouveau la sonde, en recommandant à la malade de ne la retirer sous aucun prétexte.

Le 13. On ne voit pas l'orifice de la fistule, qui semble fermé par une cicatrice; de l'eau colorée, injectée dans la vessie, ne s'écoule pas par le vagin.

Le 18. Nouvelle cautérisation avec l'azotate d'argent de quelques points granuleux qui se trouvent dans la lèvre du col. La malade prétend bien garder ses urines, et demande sa sortie de l'hôpital le 6 février 1859.

Mais, quelques mois après sa sortie, cette femme revient de nouveau à l'hôpital, se plaignant, quand elle est levée, de perdre quelques gouttes d'urine; cependant cet écoulement n'est pas assez considérable pour amener du côté des parties génitales des rougeurs et des excoriations. Quand la malade est couchée, elle garde bien ses urines.

Je fais entrer cette femme dans ma salle le 22 juillet 1859, et, après plusieurs examens dans lesquels j'emploie des injections de lait tiède, je découvre, à l'angle gauche de l'ouverture primitive, un trajet fistuleux extrêmement étroit et à direction oblique. Cela constaté, j'eus recours, quelques jours après l'entrée de la malade, à un avivement très-superficiel du côté vaginal de la fistule et à l'application de deux points de suture métallique soutenus par une plaque de plomb, comme dans le procédé Bozeman. Mais, le lendemain même de cette petite opération, cette femme fut prise d'embarras gastrique avec fièvre; on put même croire au début d'une fièvre typhoïde, et, dans ce cas, on fit usage de purgatifs répétés, dont l'emploi, commandé par l'état général, ne pouvait pas être favorable à la réunion des bords avivés de la fistule.

Quand, au bout de dix jours, on examina l'état des parties, on constata que les tissus n'avaient pas résisté à l'action des fils, que la fistule persistait encore, enfin que les choses étaient dans le même état qu'avant l'opération. On maintint pendant un mois l'application régulière des sondes; mais, la guérison ne se faisant pas, je songeai à cautériser cette fistule avec le cautère galvanique.

Après m'être bien rendu compte de la position, de l'étendue, du calibre et de la direction de la fistule, j'introduisis dans le trajet morbide une anse très-mince d'un fil de platine. Ce fil fut mis en rapport avec la pile de M. Grenet, convenablement disposée par M. Mathieu, et en un instant je cautérisai régulièrement et complétement l'orifice vaginal de la fistule et son trajet. En même temps, la malade fut maintenue au lit, et une sonde à demeure fixée dans la vessie. A partir de ce moment, la malade ne perdit plus d'urine par le vagin, et à la chute de l'eschare produite par la cautérisation galvanique, les bourgeons charnus du trajet fistuleux s'agglutinèrent ; on ne reconnut bientôt plus la place de la fistule qu'à une dépression cicatricielle. Mais, pour m'assurer d'une guérison radicale, j'eus plusieurs fois recours à l'injection de lait dans la vessie, et jamais je ne pus parvenir à faire passer ce liquide dans le vagin.

J'ai revu cette malade quatre ou cinq mois après sa sortie de l'hôpital ; elle était alors enceinte de six mois et ne perdait aucune goutte d'urine par le vagin.

Les faits que j'ai observés ne suffisant pas à fixer mon opinion sur la valeur de la *méthode américaine* dans le traitement des fistules vésico-vaginales, j'ai analysé un très-grand nombre de faits publiés à l'étranger. De cette analyse, il est résulté pour moi la conviction que la méthode américaine a une grande supériorité sur ce qui avait été fait avant elle, et, afin d'introduire cette conviction dans l'esprit des chirurgiens français, j'ai résolu de donner ici l'analyse sommaire de faits empruntés à MM. Bozeman, Baker-Brown et Simpson, dont la pratique compte le plus grand nombre d'opérations de ce genre.

Faits de M. Bozeman.

Je donnerai le résumé des faits contenus dans deux publications de M. Bozeman : l'une intitulée *Remarks on vesico-vaginal fistule*, 1856 ; l'autre *Urethro-vaginal and vesico-vaginal fistules*, 1857. Ces deux brochures contiennent l'exposé de 19 cas ; j'y joindrai l'analyse de l'opération pratiquée par M. Bozeman à l'hôtel-Dieu de Paris.

I. Jeune fille, primipare. Fistule vésico-vaginale datant d'environ trois ans. Trois opérations avec la suture enchevillée (*clamp suture*) sans succès. Une opération par la suture en bouton, de M. Bozeman. Guérison ; réunion par première intention.

II. Kitty, 18 ans, seconde couche. Deux fistules vésico-vaginales, l'une occupant la cloison en arrière de l'urèthre, l'autre dans le cul-de-sac supérieur.

12 juin 1855. Opération de la première fistule, suture en bouton ; quatre sutures. Le neuvième jour, on enlève l'appareil. Guérison par première intention.

23 août. Opération de la seconde fistule ; trois sutures. Le neuvième jour, on enlève l'appareil. Guérison ; réunion par première intention.

III. Dinah, 47 ans, cinquième couche. Deux fistules vésico-vaginales datant de dix-huit ans ; l'une, au centre de la cloison vésico-vaginale, admet l'indicateur.

5 juillet 1855. Suture en bouton. Le dixième jour, l'appareil est enlevé. Guérison ; réunion par première intention.

Autre petite fistule située à 1 pouce à droite de la première.

10 septembre. Opération : deux sutures. Le dixième jour, on enlève l'appareil. Guérison ; réunion par première intention.

IV. Jeune fille mulâtre, 25 ans, primipare ; opérée, à plusieurs reprises, sans succès, par la méthode du Dr Sims.

Deux fistules datant de neuf ans : l'une s'ouvrant à peu près à 2 pouces du col, et un peu à gauche ; l'autre plus grande, située à droite, au point de réunion des parois antérieure et postérieure du vagin.

10 septembre. Opération de la fistule la plus grande (la seconde) : deux sutures. Le dixième jour, on enlève l'appareil. Guérison ; réunion par première intention.

18 octobre. Opération de l'autre fistule (la première) : deux sutures. Le dixième jour, on enlève l'appareil. Guérison ; réunion par première intention.

V. Mme H....., 34 ans, troisième couche. Fistule vésico-vaginale datant de cinq ans, compliquée de déchirure de la lèvre antérieure du col.

30 avril 1856. Opération : quatre sutures, dont une passée dans le col. Le neuvième jour, on enlève l'appareil ; la réunion semble complète. Trois semaines après, écoulement d'urine.

3 juin. Nouvelle opération : trois sutures, dont deux passant dans la substance du col. Le neuvième jour, on enlève l'appareil ; réunion parfaite.

VI. Mme H....., 46 ans, neuvième couche. Fistule vésico-vaginale datant de quatorze ans, compliquée de déchirure de la lèvre antérieure du col, en partie oblitérée au moyen de la suture enchevillée, complétement guérie par la suture en bouton.

VII. Amanda, 19 ans, primipare. Fistule vésico-vaginale du bas-fond de la vessie.

30 mai 1855. Opération : six sutures. Le neuvième jour, on enlève l'appareil. Guérison ; réunion par première intention.

VIII. Minerva, 24 ans, troisième couche. Fistule vésico-vaginale datant de 18 mois, avec oblitération du col de l'utérus, comprenant presque tout le bas-fond et le trigone vésical.

12 juillet 1856. Opération : huit sutures. Le neuvième jour, on enlève l'appareil ; guérison.

IX. Anne, 22 ans, primipare. Fistule vésico-vaginale datant de dix-huit mois, du diamètre des trois quarts d'un pouce, opérée trois fois sans succès avec la suture enchevillée par un chirurgien.

16 décembre 1856. Opération de Bozeman : quatre sutures. Le neuvième jour, on enlève l'appareil. Guérison ; réunion par première intention.

X. Julia, 37 ans, troisième couche. Fistule vésico-vaginale datant de treize ans, avec procidence de la vessie ; tentative d'occlusion du vagin. Insuccès.

21 décembre 1855. Opération de Bozeman : huit sutures. Le neuvième jour, on enlève l'appareil. Guérison ; réunion par première intention.

XI. Nancy, 27 ans, troisième couche. Fistule vésico-vaginale, avec déchirure de l'urèthre, dans une étendue de trois quarts de pouce, datant de sept ans, pour laquelle on avait tenté sans succès l'occlusion du vagin.

Par une première opération, on fit la restauration du vagin ; on découvrit alors une fistule large, comprenant la lèvre antérieure du col de l'utérus.

15 février 1857. Opération de la fistule. On enlève l'appareil le neuvième jour ; il reste une petite fistule.

8 mars. Nouvelle opération ; guérison de la fistule.

19 mai. Opération pour la déchirure de l'urèthre par la suture en bouton. Le neuvième jour, on enlève l'appareil. Guérison.

XII. Mme S....., 29 ans, primipare. Fistule vésico-vaginale datant de huit ans, ayant une longueur de trois quarts de pouce.

20 mars 1857. Opération : quatre sutures. Le neuvième jour, on enlève l'appareil. Guérison ; réunion par première intention.

XIII. Jane, 29 ans, seconde couche. Fistule vésico-vaginale, compliquée d'une perte totale de la portion vaginale du col utérin, datant de quatorze ans.

8 mai 1857. Opération : six sutures. Le neuvième jour, on enlève l'appareil ; réunion par première intention.

XIV. Mme R....., 32 ans, primipare. Deux fistules vésico-vaginales datant de onze ans. Plusieurs opérations tentées n'amènent qu'un résultat incomplet. Déchirure de l'urèthre.

22 avril 1857. Opération : deux sutures pour la fistule ; quatre sutures pour la déchirure de l'urèthre. Le neuvième jour, on enlève l'appareil. Réunion de la déchirure de l'urèthre ; fistule incomplétement réunie.

Nouvelle opération le 21 mai (il y a deux petites fistules) : deux sutures pour chaque fistule. Le neuvième jour, on enlève l'appareil ; mais la déchirure de l'urèthre se reproduit.

8 juin. Opération pour cette déchirure ; le neuvième jour, on enlève l'appareil ; l'ouverture n'est pas complétement fermée. Une nouvelle opération sera tentée.

XV. Jane, 25 ans, quatrième couche. Trois fistules vésico-vaginales, l'une compliquée d'une perte partielle du col de l'utérus. Deux opérations : l'une, le 5 mai 1857 ; l'autre, le 18 juin. Après cette seconde opération, il reste une petite ouverture, et l'on découvre en outre deux autres fistules.

28 juillet. Troisième opération. Il reste après cette opération une fistule, touchée deux fois avec le caustique, sans succès. Une nouvelle tentative sera faite pour en amener la guérison.

XVI. Mme L....., 18 ans, primipare. Fistule vésico-vaginale compliquée de rétrécissement du vagin.

20 mai 1857. Opération : quatre sutures, bouton convexe. Le neuvième jour, on enlève l'appareil ; guérison.

XVII. Rachel, 22 ans, primipare. Fistule vésico-vaginale compliquée de rétrécissement du vagin, datant de cinq ans, de la longueur de 1 pouce.

7 juillet 1857. Opération. Le neuvième jour, on enlève l'appareil. Guérison ; réunion par première intention.

XVIII. Anne, 28 ans, primipare. Fistule vésico-utéro-vaginale intéressant la lèvre antérieure du col de l'utérus.

18 juillet 1857. Opération : trois sutures. Le neuvième jour, on enlève l'appareil. Guérison ; réunion par première intention.

XIX. Jane, 28 ans, sixième couche. Fistule vésico-vaginale datant de neuf mois, pouvant admettre deux doigts, mesurant 1 pouce de longueur.

7 septembre 1857. Opération : cinq sutures. Le neuvième jour, on enlève l'appareil ; la réunion est parfaite.

XX. Dubocq, 35 ans, opérée à l'hôtel-Dieu de Paris, primipare. Fistule vésico-vaginale de 0,035 millimètres de diamètre. Deux opérations par la suture simple et par le procédé de Gerdy sans succès.

16 novembre 1858. Opération par le procédé de Bozeman : dix points de suture.

Le 24. Enlèvement des points de suture ; réunion des $^{19}/_{20}$ de la plaie ; le petit pertuis correspond à l'ouverture de l'uretère droit. Mais la malade garde, sans être mouillée, son urine pendant plus de deux heures, et sort de l'hôpital le 31 décembre, très-satisfaite de son état.

Faits de M. Baker-Brown.

La statistique de M. Baker-Brown est plus riche de faits ; je l'ai établie soit par les diverses publications de ce chirurgien, soit par des communications particulières, que je dois à sa parfaite obligeance.

I. Deborah P....., 22 ans. Fistule vésico-vaginale.

15 octobre 1856. Opération par le procédé Bozeman.

Le 24. Enlèvement des fils; réunion par première intention.

8 novembre. Sortie de la malade de l'hôpital.

II. Mme K....., 22 ans, primipare. Fistule vésico-vaginale à l'union de la vessie et de l'urèthre.

2 février 1858. Opération par une sorte de suture enchevillée.

Le 8. Chute spontanée des sutures; écoulement de quelques gouttes d'urine; cautérisation. Guérison en deux mois.

III. Élisabeth T....., 36 ans. Fistule vésico-vaginale pouvant admettre deux doigts. Première opération, dans laquelle on décolle le col de la vessie du pubis et de la branche descendante de cet os. Amélioration très-notable .

En avril 1855, opération par le procédé de Sims, insuccès. Accouchement en avril 1856.

19 décembre 1856. Opération par le procédé Bozeman; fermeture des 8 dixièmes de l'ouverture.

Du commencement à la fin du traitement, le 10 mars 1858, on pratique neuf opérations par le même procédé; guérison complète.

IV. N. Rothterhilthe, 28 ans, primipare. Fistule vésico-vaginale, petite ouverture au bas-fond de la vessie, tout près du col.

3 mars 1858. Opération par le procédé Bozeman.

Le 13. Enlèvement de la plaque; guérison par première intention.

V. Ellen Welch, 25 ans, primipare. Fistule vésico-vaginale en avant du col, d'un demi-pouce d'étendue.

21 avril 1858. Opération Bozeman.

1er mai. Enlèvement de la plaque; guérison complète.

VI. Margaret Dancer, 26 ans, primipare. Fistule de 1 pouce de longueur au col de la vessie.

19 mai 1858. Opération de Bozeman.

Le 29. Enlèvement de la plaque; guérison, à l'exception d'un point qui laisse pénétrer l'extrémité d'une sonde cannelée.

16 juin. Nouvelle opération Bozeman.

Le 26. Enlèvement de la plaque ; guérison.

VII. A. T....., 25 ans. Fistule vésico-utéro-vaginale, admettant une couple de doigts, à direction oblique.

10 juin 1858. Opération Bozeman. Huit points de suture, quelques fils passent dans la lèvre antérieure du col.

Le 22. Enlèvement des fils et de la plaque, guérison par première intention.

VIII. M.-A. S....., 35 ans. Fistule vésico-vaginale.

En septembre 1857, première opération ; l'état de resserrement du vagin fait qu'on ne peut boucher qu'une petite portion de l'ouverture.

En juin 1858, la fistule admet encore un doigt ; elle comprend la lèvre antérieure du col de l'utérus. La cicatrisation des parois vaginales met la fistule au fond d'un sillon, et ne la laisse pas voir facilement.

12 juin. Opération par le procédé de Bozeman. Cinq sutures ; on avive et on traverse le col.

Le 24. On enlève le bouton et quelques sutures ; un peu d'urine s'écoule par l'urèthre et semble sortir de la fistule.

Le 26. Nouvel examen. On enlève des sutures ; la cicatrisation est complète.

7 juillet. On enlève les trois dernières sutures ; la guérison est complète.

IX. G. G....., 33 ans. Fistule vésico-vaginale, qui admet le bout du petit doigt, vers la partie supérieure du vagin.

30 juin 1858. Avivement dans le sens longitudinal de la portion vaginale de la fistule et du col utérin. Quatre sutures, dont une dans la lèvre antérieure du col.

10 juillet. Enlèvement de la plaque et de deux des sutures ; réunion par première intention.

X. M. C....., 26 ans. Première opération faite à Ceylan par l'avivement et la suture ; insuccès. Nouvelles opérations multipliées, cautérisations, sutures. Il reste une ouverture qui peut admettre une bougie de gros volume.

19 juillet 1858. Opération de Bozeman, cinq sutures, plaque échancrée ; quelques sutures dans la lèvre antérieure du col utérin.

Le 28, enlèvement de la plaque ; réunion par première intention.

5 août. Enlèvement des sutures.

XI. J. P....., 20 ans. Ouverture fistuleuse qui peut admettre trois doigts ; bords de la fistule plissés, très-tendus, et portés derrière le pubis.

24 octobre 1857. M. Baker-Brown détache l'urèthre et le col de la vessie de leurs adhérences à la branche du pubis ; relâchement.

17 décembre. Opération de Bozeman ; grande difficulté pour rapprocher les parties ; l'urine reparaît le lendemain à travers la fistule.

La malade sort de l'hôpital le 11 janvier 1858, et rentre le 22 juillet. Fistule d'un pouce et un quart d'étendue, oblique de droite à gauche, et passant à travers le col utérin ; l'orifice de l'urèthre est porté en arrière, à trois quarts de pouce de sa position ordinaire.

Le 27. Opération de Bozeman ; la malade est placée dans la position de la taille ; difficultés opératoires ; une artère est ouverte et tordue. (Plaque de plomb échancrée pour s'adapter au col ; sept points de suture.) L'opération dure deux heures et demie.

4 août. Enlèvement de la plaque.

Le 11, enlèvement des sutures, réunion parfaite.

XII. M. Dancer, 26 ans, primipare. Fistule vésico-vaginale, de 1 pouce de diamètre, située au col de la vessie.

19 mai 1858. Première opération ; suture en bouton.

Le 29, enlèvement du bouton ; presque entièrement guérie par première intention.

16 juin. Nouvelle suture en bouton.

Le 26, enlèvement des fils ; guérison complète par premiere intention.

6 juillet 1858, sortie de la malade.

XIII. Jane Jones, 46 ans, non primipare. Fistule située immédiatement en avant du col de l'utérus, et admettant aisément le doigt.

Opérée, le 13 octobre 1858, par la suture en bouton. Point d'autres détails sur la malade.

XIV. Rachel K....., 22 ans, primipare. Fistule vésico-vaginale, située à un demi-pouce en avant du col de l'utérus, du diamètre d'un six-pence.

Opérée, le 27 octobre 1858, par la suture en bouton de Bozeman.

6 novembre. Réunion par première intention ; guérison complète.

Le 17, sortie de la malade.

XV. Charlotte H....., 27 ans, non primipare. Fistule d'un petit diamètre, mais comprenant le col de l'utérus.

Opérée, le 27 octobre 1858, par la suture en bouton de Bozeman.

6 novembre. Enlèvement des fils, réunion par première intention ; guérison complète.

Le 17, sortie de la malade.

XVI. Sarah M...., 33 ans, primipare. Fistule vésico-vaginale, de l'étendue d'un shilling, au bas-fond de la vessie ; l'urèthre était détruit dans toute son étendue.

3 novembre 1858. Première opération par la suture de Bozeman.

Le 17, enlèvement de la suture ; tout était guéri par première intention, excepté 1 pouce de l'urèthre.

Le 24, seconde opération par la suture de Bozeman.

4 décembre. Enlèvement des fils, réunion par première intention ; guérison.

Le 16, sortie de la malade.

XVII. Élisa Z....., 29 ans, primipare. Fistule vésico-vaginale, de l'étendue d'un sixpence, adossée tout à fait au col de l'utérus.

4 novembre 1858. Opération par la suture de Bozeman.

Le 13, enlèvement des fils ; une partie de la fistule guérie par première intention, et la petite portion qui reste, cicatrisée par granulation ; guérison complète.

Le 28, sortie de la malade.

XVIII. Jane B....., 26 ans, primipare. Fistule vésico-vaginale, de l'étendue d'une demi-couronne, près du col de l'utérus.

2 novembre 1858. Première opération par la suture de Bozeman.

Le 15, enlèvement de la suture ; guérison de la plus grande partie de la fistule.

24 janvier 1859. Seconde opération par le procédé de Bozeman.

5 février. Enlèvement des fils, réunion par première intention ; guérison complète.

Le 12, sortie de la malade.

XIX. M. D....., 30 ans, non primipare. Fistule vésico-vaginale, de l'étendue d'une demi-couronne, à la jonction de l'urèthre et du col de la vessie.

1ᵉʳ novembre 1858. Première opération par le procédé de Bozeman.

Le 9, enlèvement des fils ; tout est cicatrisé, à l'exception d'un petit point qui admet un stylet.

12 janvier 1859. Nouvelle opération ; réunion complète par première intention.

Sortie de la malade en février 1859.

XX. J. C....., 19 ans, primipare. Fistule, du diamètre d'un florin, située à un demi-pouce du col de l'utérus.

23 janvier 1859. Première opération par le procédé de Bozeman.

4 février. Enlèvement des fils ; guérison partielle.

Le 21, seconde opération.

2 mars. Enlèvement des fils, réunion par première intention ; guérison.

Sortie de la malade le 9 mars 1859.

XXI. A. B....., 44 ans, non primipare. Fistule vésico-utéro-vaginale de 2 pouces et demi de diamètre transversal ; le bord postérieur de la fistule forme la lèvre du col. La malade est très-grasse ; elle est soumise d'abord à une diète qui amène de l'amaigrissement.

14 février 1859. Première opération par le procédé de Bozeman, et sept sutures.

Le 26, enlèvement du bouton.

Quelques jours après, on s'aperçoit que la réunion n'a pas eu lieu.

17 mars. Division d'une bride cicatricielle qui rétrécit le vagin.

7 mai. Suture par les crampons de Baker-Brown, six points de suture.

Le 23, on enlève ces crampons ; réunion parfaite par première intention.

XXII. R. O....., 32 ans. Fistule vésico-vaginale d'un diamètre assez étroit.

3 mars 1857. Opération par le procédé Baker-Brown.

Le 10, enlèvement des crampons ; guérison complète, à l'exception d'un point vers un coin.

Le 17, nouvelle opération par le procédé Bozeman.

Le 28, ablation des fils.

22 avril. Nouvelle opération.

10 mai. On ne trouve plus qu'une ouverture, du volume d'une plume d'oie, au côté droit.

Le 12, nouvelle opération par le procédé de Bozeman.

Le 23, enlèvement des fils, réunion par première intention.

XXIII. A. S....., 58 ans. Fistule vésico-vaginale datant de treize ans, large comme une demi-couronne, dirigée transversalement à la jonction du corps avec le col de la vessie.

3 mars 1859. Opération de Bozeman, six sutures.

Le 10, enlèvement de la plaque; tout est guéri, à l'exception d'un petit point.

Le 17, nouvelle opération avec application des crampons de Baker-Brown.

Le 25, on enlève le cathéter à demeure, à cause de l'irritation qu'il produit.

Le 28, enlèvement des crampons; on trouve encore une petite ouverture.

7 avril. Troisième opération par le procédé de Baker-Brown.

Le 20, enlèvement des crampons; tout est parfaitement cicatrisé; guérison.

XXIV. H. H....., 24 ans, non primipare. Une première opération faite en province et qui réduit beaucoup l'étendue de la fistule.

24 mars. Opération de Bozeman, deux sutures.

5 avril. Enlèvement du bouton.

Le 11, sortie de la malade guérie.

XXV. Mme F....., 35 ans, non primipare. Fistule vésico-vaginale de six ans de durée, admettant l'indicateur et s'étendant vers le col de l'utérus dans l'étendue d'un pouce et demi.

16 juillet 1859. Application longitudinale des sutures, on les passe à à travers le col de l'utérus et on les fixe par les crampons de Baker-Brown.

1er août. Enlèvement des crampons; l'ouverture est entièrement cicatrisée.

XXVI. Mme E....., 56 ans. Fistule vésico-vaginale datant de vingt ans, large, dont les bords sont fixés aux parois du vagin par de fortes bandes cicatricielles de lymphe organisée.

1er avril. Division des cicatrices.

Le 25, petite hémorrhagie.

2 mai. Forte attaque d'hémorrhagie; injections au chlorure de zinc, pansement avec une forte solution de tannin.

Le 26, les plaies sont guéries; on procède à l'opération par le procédé de Baker-Brown; forte hémorrhagie pendant l'opération.

1er juin. Fièvre, malaise.

Le 6, on enlève les crampons; la fistule paraît guérie, à l'exception d'une portion dont les bords n'avaient pas été mis en contact. A partir de ce moment, le malade s'affaiblit de plus en plus.

Le 13, elle meurt.

Examen du cadavre. Le rein droit a environ le volume d'un œuf de pigeon et est le siége d'un kyste, tandis que le gauche a cinq fois sa grosseur normale. Atrophie des parois vésicales. La fistule s'étendait d'un demi-pouce en dedans du col de la vessie à l'orifice des uretères. L'uretère droit est oblitéré. La partie supérieure du vagin est fortement enflammée.

XXVII. S. B....., 27 ans. Quatrième accouchement. Fistule vésico-vaginale contre le col utérin, datant de trois ans, opérée déjà en province et souvent cautérisée; on y introduit le doigt indicateur.

10 novembre. Opération par le procédé de Baker-Brown; sept sutures, dont trois sont passées dans la lèvre antérieure du col utérin.

XXVIII. N. K....., 30 ans, primipare. Deux fistules, dont l'une admet le doigt, et l'autre est plus petite.

22 décembre 1859. Première fistule, opérée par le procédé de Baker-Brown.

Le 30, enlèvement des crampons, réunion par première intention.

19 janvier 1860. Seconde fistule, opérée par le même procédé.

Le 29, enlèvement des crampons; guérison par première intention.

Sortie de la malade le 7 février 1860.

Faits de M. Simpson.

Il ne m'est pas possible de donner une analyse détaillée de la pratique de M. Simpson. Je me bornerai à dire que, d'octobre 1858 à juillet

1859, ce chirurgien a opéré 14 fistules vésico-vaginales. A cette dernière époque, 2 cas étaient encore en traitement, et sur les 12 cas qui restaient, on pouvait compter 3 insuccès et 9 cas de réunion par première intention.

Résumé général.

	Nombre d'opérées.	Guéries par réunion primitive.	Guéries après deux opérations.	Guéries après d'autres opérations.	Cas douteux ou insuccès.	Mort.	Total des guérisons.
Bozeman........	20	16	2	»	2	»	20
Baker-Brown..	28	14	8	3	2	1	25
Simpson.........	12	9	»	»	3	»	9
							54

Nous venons de passer en revue un grand nombre de questions; mais elles peuvent se résumer en quelques propositions très-simples, qui serviront de règles de conduite au chirurgien depuis le début des accidents jusqu'à la guérison radicale. Ce début des accidents en effet n'est pas, selon moi, suffisamment surveillé, et l'on ne profite pas toujours des ressources que fournit alors la nature pour conduire les choses à bien.

En résumé :

1° Si l'ignorance trop commune des sages-femmes est la cause habituelle des accidents qui amènent la fistule vésico-vaginale, les soins peu rationnels de la plaie qui succède à la chute des eschares contribuent aussi à entretenir cette fistule.

2° Le repos au lit *immédiatement après la constatation de la fistule,* les sondes à demeure, des soins de propreté, des cautérisations légères, doivent amener dans quelques cas la guérison, et toujours une diminution très-notable dans l'étendue de la fistule et une amélioration dans l'état des parties.

3° Lorsque ces moyens n'ont pas réussi, si la fistule laisse pénétrer dans la vessie une sonde de trousse, et si l'adhérence s'est faite entre les muqueuses vaginale et vésicale, il ne faut guère compter sur la cautérisation, et l'on doit donner de suite la préférence à l'avivement et à la suture.

4° Cet avivement et cette suture devront être pratiqués suivant les principes de la méthode américaine : aviver le seul côté vaginal de la fistule, employer des fils métalliques, et les passer obliquement dans l'épaisseur de la cloison vésico-vaginale, sans les faire pénétrer dans la vessie, etc. etc.

5° Dans les fistules dont le calibre ne dépasse pas celui d'un stylet de trousse, on peut faire avantageusement usage de la cautérisation et des sondes à demeure ; la cautérisation galvanique, par son action rapide et limitée, me paraît avoir sur les autres caustiques des avantages réels.

TABLE DES MATIÈRES.

Paris. — RIGNOUX, Imprimeur de la Faculté de Médecine, rue Monsieur-le-Prince, 31.